進め方と方法がはっきりわかる

看護のための
認知行動療法

岡田佳詠＝著

医学書院

ブックデザイン　ムーブ（新田由起子、徳永裕美）

はじめに

皆さんはこれまで患者さんと接してきたなかで、自分の看護の知識・技術ではどうにも前に進めない、といった行き詰まりや限界を感じたことはありませんか？

たとえば、うつ病の患者さんと接すると、「私は役に立たない人間です」のような極端に悲観的な言葉をたびたび言われることがありますよね。そうしたとき、皆さんはどうしていますか？ おそらく、患者さんが今、自分が役に立たない人間だと感じているということを受け止め、つらい気持ちに寄り添おうとすると思います。でも、そのあとは……？

あるいは統合失調症の患者さんが、「『おまえを殺す！』という声が聞こえてきて、ベッドから出られない」と本気でおびえているとき、どうしたらよいのでしょう。

このような場面では、私自身も困難を感じてきました。臨床に携わっていたときも、教員として学生の実習指導をしていたときも、「この場面でどうケアを進めていけばいいのだろう」としばしば行き詰まりを感じました。

けれどもそういうなかで、私は幸いにも、新たなケアへのヒントとなるものに出合うことができました。当時（１９９６年頃）私は修士課程の学生でしたが、アーロン・ベックの認知療法を学ぶ機会があり、これは看護に活かせるのではないかと直感したことを覚えています。その後、認知療法と行動療法が融合した認知行動療法にますます興味をもち、研修や学会などで学びながら、細々とではありますが今日まで実践や研究を続けてきました。

認知行動療法は、患者さん（あるいはクライアント）の「認知」と「行動」にはたらきかけることで、患者さんのセルフコントロール力を高め、社会生活を送るうえでの問題や課題の解決をはかる心理療法です。

私は実践や研究をとおして、認知行動療法の考え方・方法のなかでも、特に「認知」へのアプローチが、これまでの日本の精神看護領域ではほとんど強調されてこなかった部分だと感じてきました。認知行動療法でアプローチすれば、看護が、うつ病や統合失調症の患者さんをはじめ、糖尿病などの身体疾患をもつ患者さんのケアでの行き詰まりに突破口を開くことができると確信したのです。これは看護のアプローチの方法に新たな可能性が開かれたともいえるでしょう。

今回私は、念願かなって看護の方たちのために認知行動療法の本を出すことができました。

この本は、私が経験したケースなどをとおして、看護の皆さんへ認知行動療法を紹介し、実践できるまでに導くということを目的に書いたものです。看護への導入のしやすさを考えて、私たちになじみの深い看護過程の流れに沿って認知行動療法を実践する方法を示しました。

さあ、これから私と一緒に、看護の新しい可能性の扉を開きましょう。

もくじ

進め方と方法がはっきりわかる
看護のための認知行動療法

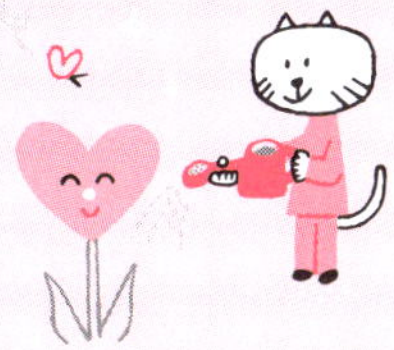

第2章 アセスメントをする

第3章 看護計画を立てる

第4章 認知へ介入する

第5章 行動へ介入する

第6章 評価する

第7章 集団認知行動療法の進め方

この本に出てくるツールを紹介します

アセスメント ― 「アセスメントシート」➡p55

看護計画 ― 「目標設定・計画立案シート」➡p87

介入―認知 ― 「自動思考記録表」➡p116、p151

介入―行動
- 「問題解決策リスト」➡p162
- 「アクションプラン」➡p171
- 「活動記録表」➡p187
- 「行動実験表」➡p192

評価 ― 「実施・評価シート」➡p205

第1章

認知行動療法をはじめるための基礎知識

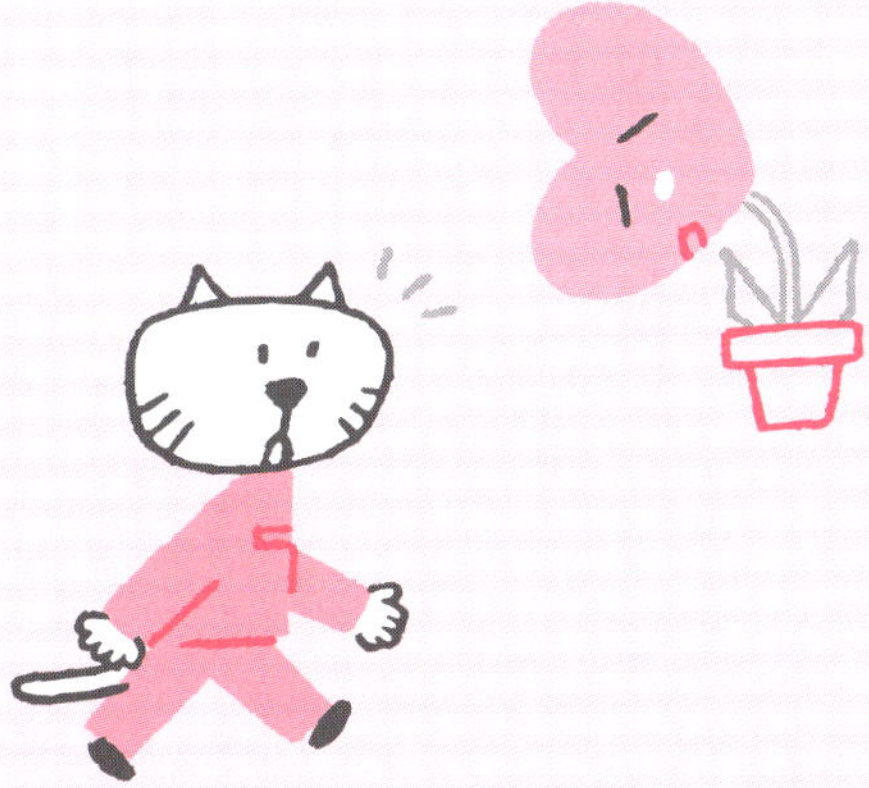

1-1

認知行動療法へようこそ

——新たなアプローチの扉を開こう

◉認知行動療法の適用範囲

認知行動療法は、1960年代にアーロン・ベックにより開発された認知療法と、1950年代に生まれた行動療法の技法とが融合して体系化された心理療法で、1990年代頃から認知行動療法と呼ばれるようになりました。

認知行動療法の効果について、今では多くのエビデンスが挙げられています。対象疾患は、うつ病をはじめ、統合失調症、双極性障害、パーソナリティ障害、全般性不安障害、強迫性障害、パニック障害、摂食障害、アルコール依存症などの精神疾患、また慢性や癌性の身体の痛み、あるいは糖尿病や心筋梗塞などのいわゆる生活習慣病にも広がっています。

うつ病については、2009年のアメリカ精神医学会治療ガイドラインで、急性期の軽度から中等度の場合、認知行動療法が治療の第一選択のひとつとされています。中等度から重度の場合は、薬物療法と併用すること、さらに継続期、維持期でも疾病の再燃・再発予防のために認知行動療法が推奨されています。

統合失調症の幻聴・妄想に対しては、行動への介入だけでなく認知への介入も有用であり、また糖尿病などの慢性身体疾患に対しても、食事コントロール、運動の習慣化などの教育的介入のなかで、認知行動療法がすでに活用されています。

薬物療法では中断すると再発率が上がりますが、認知行動療法ではそうした場合も再発率が低く、デメリットが少ないといえます。

◉問題の解決に向けてセルフコントロール力を高める

認知行動療法は、「認知」と「行動」にはたらきかけることにより、セルフコントロールする力を高め、社会生活上のさまざまな問題の改善や課題の解決をはかろうとする心理療法です。**誰かが代わって患者さんの問題を解決するのではなく、患者さん自身が自分で解決できる力をつけていく**。それをサポートするのが私たちの仕事です。

ですから認知行動療法では、看護師を含めた治療者サイドは常に患者さんを主体にして進めていくことが大切です。問題・課題を前に、**考えたり迷ったり実行したりするプロセス自体を、患者さんには経験してもらう必要がある**からです。

◉看護への導入が適する理由

認知行動療法は、欧米ではすでに多くの精神疾患、身体疾患へ適用され、看護の実践・研究報告も数多く発表されていますが、日本の看護においては研究はもとより、実践そのものもまだまだ少ないのが現状です。

私は医療専門職の中心に位置する看護師が、こんなにも効果が立証されている介入方法を未だに活用しきれていないことを残念に思っています。

看護師が認知行動療法を活用することで、患者さんの病気の回復、社会生活の改善、ＱＯＬの向上などに、現在よりもっと貢献できるようになるのは確かだと思います。それは次のような理由からです。

まず、**看護と認知行動療法は、その目標が「患者さんが社会生活を安定して営めるようになること」で共通しているという点で、看護にとって違和感がない**ということがいえます。次に**看護師は、活動の場が他職種に比べてより患者さんの生活に密着しているため、認知行動療法の効果を上げやすい**というメリットがあります。

認知行動療法は理論にもとづいて技法が確立されているため、理解しやすく、トレーニングを積めば十分に臨床で用いることが可能です。また、患者さんにとってもわかりやすいため、受け入れられやすく、効果も得られやすいというメリットがあります。さらに、尺度の開発が進んでいることから、介入の効果を測定できることもメリットです。

最近日本では、職種間の役割分担の見直し（スキルミックス）やチーム医療の推進が盛んに言われ、看護師の役割拡大の必要性が指摘されています。私は精神看護分野では、認知行動療法を看護に応用することが役割拡大のひとつの鍵になると直感しています。

◉導入による看護の広がり

では、認知行動療法を導入すると、看護はどのように変わるのでしょう。

たとえば急性期のうつ病患者さんの場合、これまではうつ症状によるつらさや苦しみに対して十分に傾聴・共感すると同時に、患者さんが休息できるような環境を整えてきました。また、自殺防止のための観察、安全性の確保なども実施してきました。

しかし、たとえば患者さんが極端に悲観的な「考え方」をしていて、それによって生活に支障が出ているような場合に、どう介入していけばよいのかという技法は、特に確立されてはいませんでした。そのために積極的に介入できなかったというのが実情です。また患者さんが退院したのち、再燃・再発せずに社会生活を維持し向上させるための介入も、十分できていたとは言いがたいものがあります。

そのように自分の「考え方」によって苦しむ患者さんがいたときに、今後は認知再構成法をはじめとする**「認知」へのアプローチ法**や、問題解決法、行動活性化などの**「行動」へのアプローチ法**を導入すれば、おそらく患者さんの助けになるでしょう。

もうひとつ、精神科で働く看護師を悩ますのは、統合失調症患者さんの幻覚・妄想への対応ではないでしょうか。

従来から看護では、「統合失調症患者の幻覚・妄想の話を詳しく聞くと、それらをより確固たるものにしてしまうからあまり聞かないように」と言われてきたと思います。しかし、このことに対して戸惑いや疑問を感じたことはないでしょうか。

私自身、多くの統合失調症の患者さんと接してきましたが、「詳しく聞かない」となると、患者さんが幻覚や妄想の内容を話していてもそれを取り上げず、別の話題に切り替えていく姿勢で臨むことになり、患者さんに対して誠実じゃないな、とか、きちんと向き合っていないな、と感じることがありました。

またそれ以上に、そうした「詳しく聞かない」かかわり方が患者さんにとって効果的なのかどうかも疑問でした。幻覚や妄想に対して、ある意味消極的な対応の仕方が強調されてきたために、看護師ができるかかわりには限界があると感じていたのです。

しかし、**認知行動療法では統合失調症の幻覚・妄想にもアプローチしていけます**。私がそれを知ったとき、これからは患者さんの幻覚や妄想の訴えを避けることなく一緒に向き合えるのだと思い、うれしく感じました。それと同時に、認知行動療法はこれまでの精神医療・看護を大きく変えるものになるだろうとわくわくした記憶があります。

●認知行動療法を導入するときの心構え

さて、ここまでを読んで、「認知行動療法をはじめてみようかな」と思える看護師の方はどれくらいいるでしょうか。やはりいざはじめるとなると、「どうすればいいのだろう」と不安や心配がわき起こってくるのではないでしょうか。

私が学会や研修会、勉強会をとおして知り合った看護師の方々の多くも、「考え方や技法はわかったけれど、どうやってはじめたらよいのかわからない。不安です」と話していました。最近、認知行動療法に関する書籍やＤＶＤが以前に比べてずいぶん増え、各地で研修会や勉強会が催され、学習できる機会は多くなりました。しかし、自分で積極的に行動に移して看護に導入できる人はなかなかいません。私自身も経験したことですが、はじめるためにはそれなりの準備が必要です。そこでこの本は、これからはじめてみようという人を意識して、よきガイドとなることを目指して書きました。

導入方法については、これまでにも看護師の方から何度も質問を受けてきました。なかなかはじめられない、と言う方の話を聞いていると、多くは不安のほうが先に立ち、最初の一歩が踏み出せないようです。私にもそのような経験がありました。

どうかぜひ、まずは現在のご自分の臨床において、どのような方法、形での導入が可能かを検討してみてください。そして、実践のなかに少しずつ取り入れてみてください。必ずしも「面接」のような形をとらなくても、「患者さんとの普段の会話」のなかに、本書で紹介するような認知行動療法のエッセンスを取り入れていくだけでもよいのです。「まずは、やってみよう。そうすればこの先、何が必要か見えてくるから」と自分に言い聞かせるのもよいと思います。

私は、看護師が認知行動療法を実践する場合、看護師ならではの進め方になるのが自然だと思っています。むしろ、**他職種と比べて患者さんと過ごす時間が圧倒的に多く、患者さんの生活に密着した形での介入が可能なのは看護師なのですから、その立場を活かして認知行動療法を実践するの**は非常によいことだと考えています。

1-2 認知行動療法の考え方

◉生活体験の5つの領域は互いに関連している

認知行動療法では、社会生活上の体験を5つの領域から考えます。**5つの領域とは、〈環境（状況）〉〈認知〉〈気分〉〈行動〉〈身体〉**です。これら5つの領域は、次頁の図のように互いに影響し合っています。

この図は、〈認知〉〈気分〉〈行動〉〈身体〉は個人内で相互作用しているということと、個人内で生じることは常に〈環境（状況）〉と相互作用しているということを表しています。

【環境（状況）とは】

〈環境（状況）〉とは、その人を取り巻くあらゆるものを指します。たとえば、かかえている疾患や治療、生活・家庭状況、職場や学校、周囲との人間関係、地域資源、文化などです。

【認知とは】

〈認知〉とは、ものの見方・考え方、とらえ方、解釈の仕方のことです。

生活体験の５つの領域とその関連

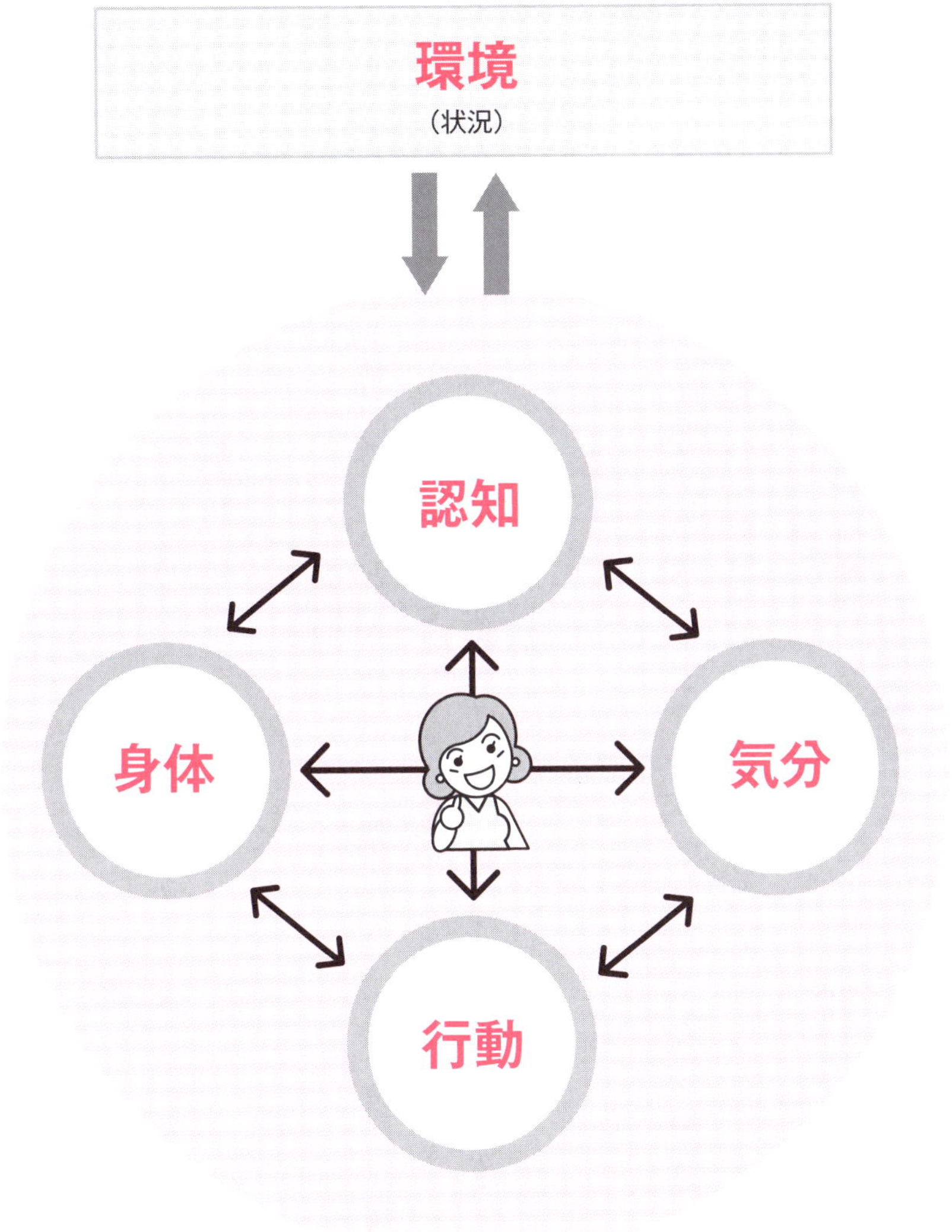

〈環境〉に対して、どのように考えるか、とらえるかが〈認知〉になります。

【気分とは】

〈気分〉は「感情」とも言い換えられます。「落ち込み」「不安」のように、一言で言い表せるものです。〈気分〉は時間帯や季節、置かれた状況によっても変化します。

【行動とは】

〈行動〉とは、どのように振る舞い、動くか、ということです。具体的には、食事、睡眠、清潔などのセルフケアを含む日常生活行動、職場や家庭などでの対人関係のもち方、コミュニケーションのとり方、社会的役割の遂行状況、地域社会とのかかわり方など、あらゆる社会生活活動が当てはまります。

【身体とは】

〈身体〉とは、身体にどのような反応が生じるかということです。たとえば、心臓がどきどきする、食べられない、眠れない、胃が痛い、汗が出るなどです。またこのような身体反応が〈認知〉〈行動〉〈気分〉を強めることにもつながります。

〈認知〉は〈気分〉〈行動〉〈身体〉に影響しますが、〈気分〉〈行動〉〈身体〉もまた、〈認知〉に影響します。うつ病の患者さんの例を挙げると、たとえば布団にもぐり込むという〈行動〉をとればとるほど、悲観的な〈認知〉が強くなり、ますます〈気分〉も落ち込んでくることがあります。

このような悪循環が形成されると、なかなかそこから抜けられなくなってしまいます。

◉セルフコントロールしやすい〈認知〉と〈行動〉にはたらきかける

認知行動療法では、この5つの領域のなかでも、**〈認知〉と〈行動〉にはたらきかけることで、結果的に5つの領域間で起きている悪循環を好循環に変えていこう**とします。なぜ〈認知〉と〈行動〉なのか、というと、**この2つは自分で見直し、修正していくこと、すなわちセルフコントロールがしやすい**からです。

たとえば、起きてしまった環境（状況）それ自体を変えることはなかなか難しいですよね。また、それによってなんらかの気分（たとえば焦り）が生じたのを、「焦らないように」するには、たとえばアロマを焚いたり好きな映画を観たりすることはできますが、それらは一時しのぎになりがちです。もちろん一時しのぎも大切で、悪いわけではないのですが、「焦り」という気分が生じる根本のところ〈認知〉は変わっていないのですから、思い出してまた同じように焦りが生じてしまうかもしれません。同じことが「眠れない」という身体反応にもいえます。

しかし、認知行動療法によって〈認知〉をながめ、別の考え方をみつけることで、気分を楽にすることはできます。あるいは自分の〈行動〉を、別のもっと有効な行動に切り替えることはできます。つまり、〈認知〉と〈行動〉は、自分で工夫したり選択していくことができるということです。

このように認知行動療法は、セルフコントロールしやすい〈認知〉と〈行動〉にはたらきかけていく心理療法なのです。

1-3

基本となる「協同関係」

認知行動療法では、患者さんと治療者が「協同関係」を構築することを重視しています。**協同関係とは、患者さんの主体性やペースを尊重しながら、患者さんがかかえる問題の改善や課題解決に向けて、実証的な視点から、治療者と患者さんが一緒になって取り組むこと**をいいます。

私自身も経験がありますが、看護師が、患者さんの考えや気持ちをよく確かめないまま目標を設定し、それに沿ってケアを展開してしまうことは、決して珍しくないと思います。これまでの精神看護では、ケアプランを立てるにあたり、患者さんを交えて相談しながら進めることのほうがむしろ珍しかったかもしれません。しかし私自身も、「あれ？　一生懸命ケアはしてみたけど、患者さんはあまり変わっていないみたい……私1人で先走っていたのかな……」と思ったことが何度もあり、反省させられたことがあります。これでは患者さんと一緒になって取り組む関係とはとてもいえません。

ペアを組んで試合に臨んでいるテニスやバドミントンの選手たちを想像してください。選手は相手に勝つという同じ目標をもってチームを結成し、それぞれの役割を全力で果たしています。協同関係とは、それと同じような関係性を、患者－看護師間で築いていくことです。看護師は、患者さんのかかえる問題・課題を共有し、患者さんとの間でチームを結成し、共に解決に向けて進んでい

患者さんと看護師の協同関係

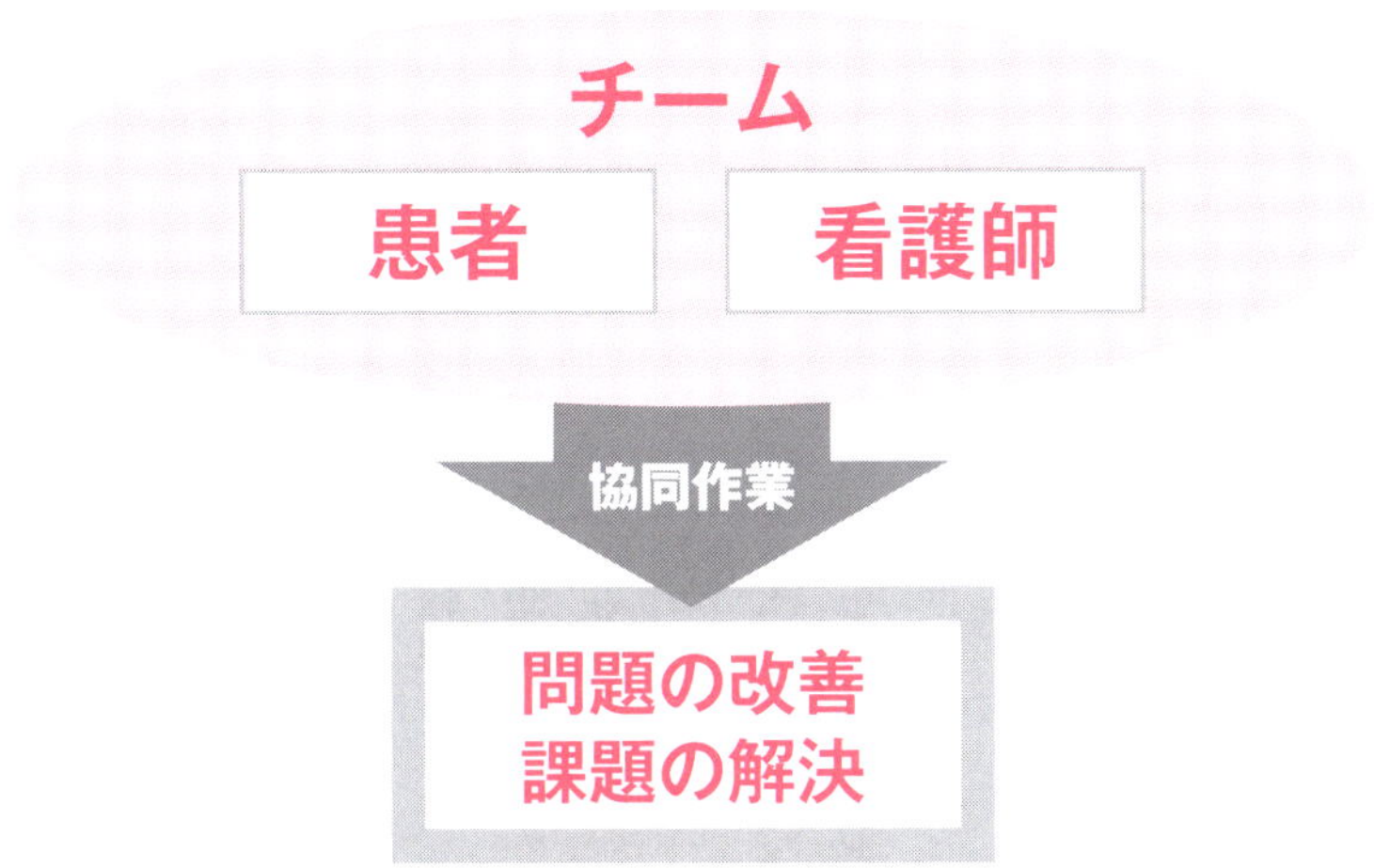

くわけです。チームを結成するのですから、どちらが上か下かということはなく、それぞれが役割をもち、役割を果たしてこそ、初めて目的が達成されます。

認知行動療法での協同関係では、上の図のように、患者さんと看護師が並列的な関係となり、2人が協同作業を行うことで、患者さんのかかえる問題の改善や課題解決をはかっていきます。そのような関係性が、認知行動療法を展開するうえでの基盤となります。

◉ノーマライジングという考え方

上下関係ではない並列的な関係について、ノーマライジング（normalizing）との関連からも述べたいと思います。

ノーマライジングとは、認知行動療法の技法のひとつで、患者さんの幻聴や妄想など、一見病的だとされる体験と、健康な人との体験は実は連続線上にあるという考え方を、患者さんに伝えるものです。健康な人でも強いストレス状況下（不眠、過労など）に置かれると患者さんと同様の病的体験をします。そう考えると患者さんの体験は決して特殊ではなく普通にあり得ることです。このことを患者さんに伝えていくと、病気とその症状を理解したり、それにどう対処するかを患者さんと検討しやすくなります。

このノーマライジングの視点は、看護師自身の患者さんに対する見方をも変えることになります。すなわち患者さんが、精神疾患にかかった、**自分とは異なる特別な人だという見方から、自分と変わらない人なのだという見方への転換**です。

このような考えのうえにこそ、患者さんとの並列的な協同関係が成り立つともいえます。

これまで看護のなかでは、患者さんと同様の体験を看護師も経験し得るという、同等の立場に立った考え方がなかなかできていなかったと思います。また、どうしても看護師と患者さんとの関係性は「援助をする人」と「援助をされる人」、または「教える人」と「教えられる人」という上下関係になりがちでした。看護師は患者さんと並列的な立場にあり、患者さんと協同作業しながら問題・課題に取り組むという関係性は、看護教育のなかでもこれまであまり強調されてこなかったように思います。

けれども患者さんが関与しないアセスメントやケアプランは、患者さんの主体性を高めることにはつながりません。また将来、患者さん自身が病気と付き合いながら社会生活を維持するためにも有用とはいえません。並列的な関係性を構築する「協同関係」の考え方を、これからは積極的に患者－看護師関係に位置づけていくことが必要です。

◉実証的な視点から問題解決をはかる関係

さきほど、協同関係では、〝実証的な視点〟から治療者と患者さんが一緒になって取り組む、と書きましたが、それについて補足します。

実証的な視点とは、実際に存在する客観的なデータや、自分自身や他者の経験を指します。これらの視点から、患者さんの認知や行動の合理性、あるいは妥当性を一緒に吟味し、問題解決をはかっていくのです。

まず客観的なデータについて説明します。たとえば、年間でうつ病になる人は何人いるかとか、この治療は何％の患者さんに有効であるかといったように数値で表された統計資料だったり、研究によって検証されているものが挙げられます。しかしそれだけではなく、その患者さんはもちろん、他者の生活上の経験も、データとして重視します。他者の経験という点では、看護師や他の専門職、家族や友人等の経験も入りますし、集団で実施する集団認知行動療法の場合は、参加者全員の経験も含まれます。

抑うつ状態に陥っている患者さんは、しばしば非合理的で悲観的な考え方の悪循環に陥り、別の視点から物事を見ることができなくなっています。そこで患者さんの考え（認知）について表現してもらい、その考えが現実的か、妥当かを患者さんと共に探り、別の考えをみつけていくのです（認知行動療法ではこのような検討のあり方を〝協同的経験主義〟、あるいは〝協同的実証主義〟と呼んでいます）。

〝探る〟〝みつける〟というと、ちょっとおもしろい感じがすると思いますが、**「探偵」のイメー**

ジを思い浮かべるとよいでしょう。その認知や考え方について、どんな根拠や理由があって浮かんでくるのか、他にはどんな考え方があるのか、そう考えられる根拠は何かなど、客観的データや患者・他者の経験などから証拠探しをしていくのです。これを集団で行う場合には、他の参加者からも多くの経験にもとづくデータが集まりますから、〝探る〟〝みつける〟材料がより増えるわけです。

◉協同関係とコミュニケーション技法

患者さんと看護師とが、これまでのような「援助をする人、援助をされる人」という関係性に陥らずに、協同関係のなかで認知行動療法を行うためには、コミュニケーションの仕方を工夫する必要があります。

◆常に患者さんの主体性を尊重し、確認しよう

患者さんの主体性がなければ、認知行動療法の効果は期待できません。

皆さんも自分自身のことを振り返ってみてください。普段考えたり行動してきたことが自分を苦しめる要因になっていて、それを変えたほうがよいと気づいてはいるもののなかなか変えることができない、という経験は誰もがもっているのではないかと思います。それは患者さんも同じです。習慣化した考え方や行動を変えるには大きなエネルギーがいります。**患者さん自らが積極的になんとか今の状況を変えていきたいと思わない限り、患者さんにとって、認知行動療法の作業はつらいだけのものになります**。

そこで認知行動療法が効果を発揮するためには、患者さんが常に主体的に取り組めるようにはた

協同関係に必要なコミュニケーションの技法・姿勢

① 常に患者さんの主体性を尊重し、確認しよう。
② 患者さんの体験を、5つの領域の視点から、状況をイメージできるくらいに十分聞こう。
③ 患者さんの体験について理解したことをフィードバックし、共有しよう。
④ 患者さんの反応を確かめながら、看護師の見方・考え方を伝えよう。
⑤ 初めは看護師主導で、徐々に患者さん主導で進めていこう。
⑥ 患者さんの考えや行動の仕方を批判せず、よい点をみつけてフィードバックしよう。
⑦「今、ここ」での患者さんの体験に焦点を当てよう。
⑧ 患者さんにとって必要な知識を提供しよう。
⑨ ソクラテス式質問法を活用しよう。

らきかける必要があります。具体的には、認知行動療法を開始する前に、患者さんがどのような問題・課題をかかえ、それらをどう変えたいと思っているのかという〝動機〟をきちんと確認するのがポイントです。それはモチベーションとも言い換えられますが、なんらかの行動を起こす際の原動力になります。

◆患者さんの反応を確かめながら、看護師の見方・考え方を伝えよう

患者さんとのコミュニケーションというと、これまでの看護では傾聴や共感などの受容的なかかわりが重視されてきたため、多くの看護師の頭には「まずは患者さんの話を傾聴しなければならない」「看護師が自分の考えを話すのはよくない」などの考えが浮かんでくるのではないでしょうか。しかし認知行動療法の協同関係では、**治療者サイドにこれまで以上の〝積極的〟な姿勢が求められます。**

〝積極的〟というのは、患者さんの反応を確かめながら（もちろん傾聴・共感的にかかわりつつ）、話の内容に関して**看護側の見方・考え方などをきちんと伝えていく**ということです。たとえば、「～だと私は思いますが、それについて～さんはどう考えますか？」のように看護師の考えを表現しつつ、それについて患者さんがどう思うかを質問します。友達から悩みを聞く、あるいは聞いてもらう場面を想像してください。「私は～だと思うよ」のように、あなたが自分の考えを伝えることがありますよね。それに近いものだとイメージするとよいでしょう。

ここで大事なのは、**あくまでも「患者さんの反応を確かめながら」**という点です。知らず知らずのうちに、看護師が自分の見方・考え方ばかりを強調し押しつけてしまうこともあるからです。これまでのような一方的な傾聴・共感のみではない、〝積極的〟なコミュニケーションを工夫していきたいものです。

◆初めは看護師主導で、徐々に患者さん主導で進めていこう

初め患者さんは認知行動療法そのものに慣れておらず、どう進むのか、自分はそのなかで何をしたらよいのかがつかめないため、看護師から話題を提供したり、患者さんが答えやすいように、ヒントや例、また、看護師の見方・考え方を伝える頻度を多くします。セッションの最後のまとめやホームワークの提示も看護師サイドで行います。そうしていくうちに、患者さんは認知行動療法をどう進めていけばよいのかがわかってきます。

そういう時期になったら、患者さんの様子を見ながら徐々に**患者さん主導に切り替えていきます**。患者さん自らが話題を提供し、積極的に認知・行動を見直し変えていったり、最後にまとめてホー

ムワークを自分に課したりもします。これは、患者さんの主体性を高めたり、セルフコントロール力をつけるうえで重要なことです。

◆患者さんの考えや行動を批判せず、よい点をみつけてフィードバックしよう

患者さんのなかには、自尊心が低かったり、自分の考え方や行動に自信がもてない人がたくさんいます。患者-看護師間においても、患者さんは自分の考え方や行動が、看護師のそれよりも価値がないと思っている場合もあります。そうなるとどうしても協同関係ではなく、看護師が上で患者が下という関係に陥りやすくなってしまいます。

そこで大切なのが、看護師が、**患者さんが今できていることやよい点を積極的にフィードバックしていく**ことです。「別の視点から考えられましたね」「ご自分の立てたプランの○○のところが実行できましたね」のように、たとえ小さな事柄でもプラスのフィードバックを積み重ねるようにします。そうするなかで患者さんは少しずつ自信をつけていき、看護師と協同関係を組めるようになります。

◆「今、ここ」での患者さんの体験に焦点を当てよう

「今、ここ」に焦点を当てるのは、認知行動療法が**「過去」よりも「現在」を重視し、現在の問題・課題の解決を目指す心理療法だから**です。ここが、生育歴などの過去を重視してきたこれまでの精神療法とは異なる点です。

もちろん患者さんの全体像を把握するために、現病歴や生育歴などの背景は重要ですし、また、

現在の問題・課題に関係する過去や未来であれば扱うこともあります。ただし、焦点が「現在」であること、そして現在かかえている問題の解決を目指すという明確な方向性があるという点が重要です。ここが、認知行動療法の短期での成果の見えやすさにつながっているのです。

◆患者さんにとって必要な知識を提供しよう

患者さんに必要な知識を提供する——これは、当然のことのように思いますが、これまで看護師は積極的に行ってきていないように思います。認知行動療法を行う場合は、まずは患者さんに**病気や治療に関してきちんと理解できるような心理教育を行っていくこと**が不可欠です。その基礎のうえにこそ認知行動療法が成り立ちます。

◆ソクラテス式質問法を活用しよう

認知行動療法の多くの場面で用いるのが、「ソクラテス式質問法」（次頁コラム参照）と呼ばれるものです。これはある程度**「限定した回答」が得られるような聞き方をする**ということです。

ソクラテス式質問法とはどういうものか

ソクラテス式質問法のメリットとは

ソクラテスとは、そう、あの古代ギリシャの哲学者ソクラテスのことです。彼が人々との教育的な対話のなかで用いたといわれる質問の仕方が、ソクラテス式質問法です。

通常の面接では、オープン・クエスチョン、つまり相手が自由に回答できる質問の仕方をよく用いますが、ソクラテス式質問法の場合、同じオープン・クエスチョンでも、ある程度〝限定した回答〟が得られる聞き方をしていきます。たとえば次頁の表のような聞き方です。つまり、「今日の具合はどうですか?」と漠然と聞くのではなく、「今朝7時に起きたとき、どんな気分でしたか?」というようにある程度範囲を限定して具体的に聞くことです。範囲を限定して質問されれば、相手も具体的に答えることができます。

こういった質問の仕方をすれば、話の内容がずれたり焦点がぼやけたりせず、患者さんのかかえる問題・課題に関連した内容に集中しやすくなります。またこの質問法を活用することで、患者さんとのコミュニケーションが活性化し、協同関係が深まります。同時にこの質問法は、患者さんが自問し、別の新しい考え方や行動の仕方をみつけ出すのに役立ちます。将来、患者さん自身で認知や気分、行動などに自分で向き合い、対処するときにも活かすことができます。

どんな回答でもいったん受け止める

ソクラテス式質問法を活用する際には留意点もあります。それは、患者さんから出てきた回答は

ソクラテス式質問法の例

- 「最近、落ち込んでしまったとき、どんなことがあったのですか？」
- 「そのとき、どんな気分だったのですか？」
- 「○○という気分のとき、どんな考えが頭に浮かびましたか？」
- 「もし親しい人が同じようなことで悩んでいたら、どうアドバイスしますか？」
- 「今よりも元気だったとき、同じ状況でどんな見方をしましたか？」
- 「今まで、同じような問題にどう対処してきましたか？」

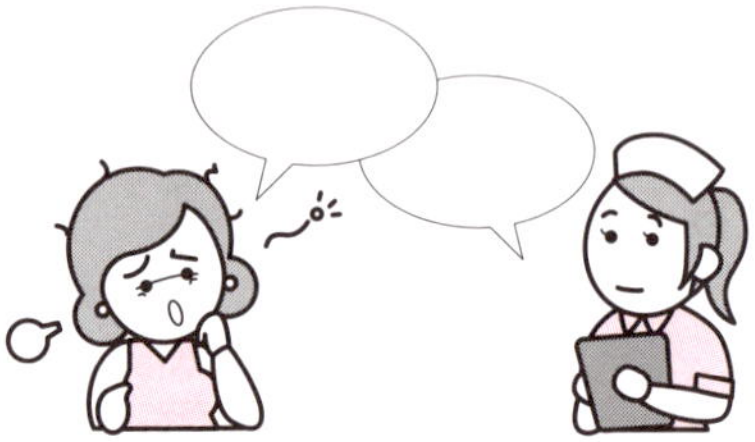

どんなものでもいったん受け止め、最大限尊重するということです。実はこれはかなり難しいことです。

たとえば、「〜しなければならない」と考えて自分を苦しめているうつ病の患者さんに、「もし親しい人だったら、その考えについてどうアドバイスしてくれると思いますか？」と投げかけたとき、「○○さんも、同じように〜すべきだ、と言うと思います」と、その考えに縛られてなかなか別の視点での見方ができない場合があります。また、統合失調症の患者さんで「自分は見張られている」といった妄想にとらわれている場合には、いろんな角度から考えられるように投げかけても、なかなか簡単に別の見方は出てこないでしょう。

そうしたとき、私たちはつい患者さんの出した回答を否定したくなってしまいます。けれどもそうしてしまうと、患者さんが自身で考え、解決策を導き出すという力を奪ってしまうことになります。どんな回答でも、患者さん自身の今の力で考え出したものですので、いったんは受け入れることが大切です。

しかしそれは、その考えを正しいと認める、ということではありません。考え方を正しいとか間違っていると判定する視点ではなく、そうした考えを受け止めつつ、その考え方がその人の気分や行動、身体の状態にどう影響するかという視点で考えていくことが大切だということです。

その考え方がその人に安心感を与えたり、やる気を起こさせたり、また社会で適応的に生活することにつながるのであれば、その考え方はその人にとってよい考え方なのだと思います。しかしその人を苦しめたり、不適応的な行動に結びつくのであれば、見直していく必要があるでしょう。

そういう視点でとらえると、患者さんから出てくるどのような考え方でも検討することが可能になります。

1-4 看護に組み入れるとここが変わる

ここで、従来の看護のアプローチと、認知行動療法にもとづくアプローチでは、何が変わるのかについて明らかにしたいと思います。うつ病の主婦、花江さん（仮名）の事例を用いて解説しましょう。

うつ病で入院中の花江さん

花江さんは40代前半の女性で、夫と小学生の息子の3人暮らしです。近くに姑が住んでいます。病気になる前までは大手企業に勤め、営業の仕事でトップの成績を上げるような人でしたが、姑の病気をきっかけに退職。家庭で主婦として一家を支えていました。

しかし1年ほど前から、だんだんと落ち込みが激しくなり、体重が落ち、不眠に悩まされたり希死念慮も抱くようになったため、うつ病と診断されて入院しました。

入院後は薬物療法によりかなり症状は改善されました。しかし、花江さんにはささいなことにも落ち込んでしまう傾向があります。昨日も夫から電話で「家事は僕（夫）がやっている。母や息子も元気だ」と聞いたとき、「私はもう家族に必要とされていないに違いない」という考えが浮かび、「落ち込み」や「つらい」という気分がわいてきたのでした。

認知行動療法と従来のアプローチの違い

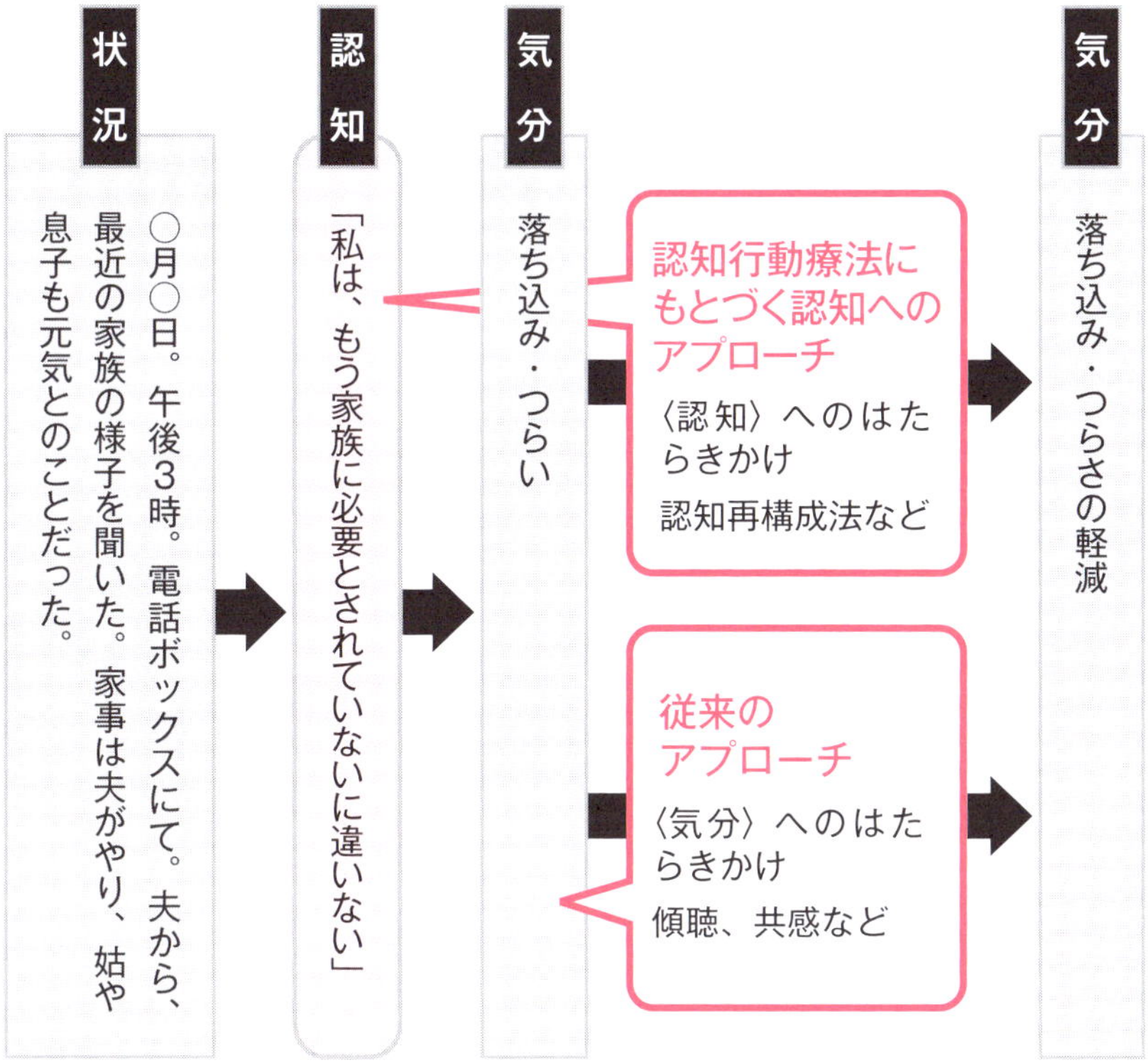
状況
○月○日。午後3時。電話ボックスにて。夫から、最近の家族の様子を聞いた。家事は夫がやり、姑や息子も元気とのことだった。
認知
「私は、もう家族に必要とされていないに違いない」
気分
落ち込み・つらい
認知行動療法にもとづく認知へのアプローチ
〈認知〉へのはたらきかけ
認知再構成法など
従来のアプローチ
〈気分〉へのはたらきかけ
傾聴、共感など
気分
落ち込み・つらさの軽減

患者さんがこのような状態であるとき、これまで多くの看護師は、その「落ち込み」や「つらい」という気分に注目して、それらを少しでも改善するために、患者さんの話を傾聴したり、共感してきたと思います。これは、精神看護のテキストにもきちんと書かれてきた看護の基本的なかかわり方です。

では、認知行動療法でのアプローチでは何が変わるのでしょう。前頁の図を見てください。

まず、認知行動療法では、患者さんの〈認知〉に注目します。花江さんの「落ち込み」や「つらい」という〈気分〉そのものではなく、その〈気分〉を引き起こしている〈認知〉——花江さんならば「私は、もう家族に必要とされていないに違いない」という考えですね——を、きちんと押さえます。そしてこの〈認知〉をさまざまな側面から検討し、新しいバランスのとれた考え方を導き出すことで、「落ち込み」や「つらい」という〈気分〉の改善をはかります。

結果的に〈気分〉を改善するという目的は同じです。しかし**〈気分〉の変化を引き起こすために、その人の〈認知〉にはたらきかける**という点で、認知行動療法は従来の方法と大きく異なります。

このように〈認知〉へのアプローチを加える利点は、看護師とのかかわりをとおして、**患者さん自身が自分の認知に気づき、自らそれらにうまく対処する方法を学べること**です。方法を学習することで、次に危機的状況にあったときにもうまく切り抜けて、再発せずに、症状と上手に付き合いながら社会生活を営めることにつながっていきます。

過去に私が認知行動療法を知らなかったときには、私も傾聴・共感を主にして患者さんへかかわっていました。そうしたとき、患者さんから何度か「話をよく聴いてもらって〝気分〟は楽になったけど、実際どうしたらいいのかはわからない」「やっぱりいつも同じこと（たとえば、自分の不適切な対処〉ばかり繰り返してしまう」という声を聞いていました。傾聴や共感によって患者さんの〈気分〉が楽になることは看護の大きな成果といえますが、傾聴や共感だけでは、患者さんが自分自身で症状や問題・課題などにどう対処するかという方法を見出すまでには至らないということでしょう。それが患者さんの、「どうしたらいいかわからない」という言葉に表れていたのだと思います。

対処の仕方がわからなければ、似たような状況で似たような反応を繰り返しやすくなります。そのため同じこと〈不適切な対処の仕方〉を繰り返し、再び〈気分〉もつらくなってしまうわけです。

◉看護のプロセスに認知行動療法を取り入れるとこう変わる

この認知行動療法を、看護のプロセスに取り入れることはできるでしょうか。

通常、看護はまず患者さんの状態や背景などを総合的にアセスメントし、看護計画を立案し、それにもとづき介入し、評価するというプロセスをたどります。認知行動療法をこのプロセスに取り入れるとすると、次頁の図のようになるでしょう。

まずアセスメントでは、現在患者さんに起こっている状態や事柄を、認知行動療法の5つの領域から整理します。患者さんを取り巻く〈環境（状況）〉、たとえば、社会的背景、疾病や治療状況、家族や職場関係などの情報を得ると同時に、患者さんがその〈環境（状況）〉をどのように〈認知〉し、それがどのような〈気分〉や〈行動〉、あるいは〈身体〉の状態につながっているかを具体的にたずねていき、患者さんと一緒にアセスメントシートを使って整理していきます。

認知行動療法を看護のプロセスに取り入れると……

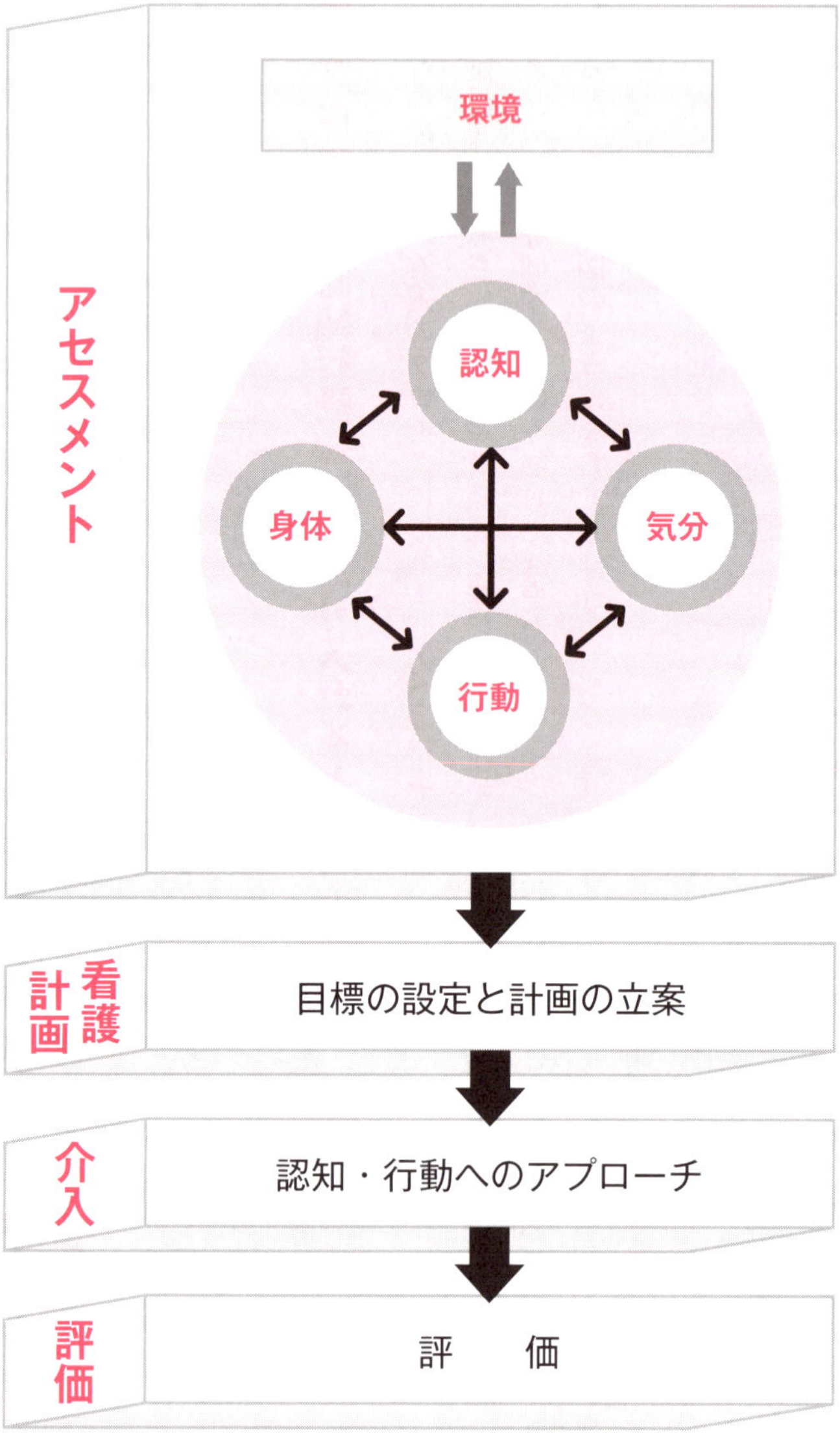

特にここで大切なのは、〈認知〉がどのように他領域と関係しているかをきちんととらえることです。たとえば、寝つけない、朝早く起きてしまうなどの支障が見られる場合は、その背景にどんな〈認知〉が関係しているかを、患者さんに確かめながら押さえるのです。

この5つを整理できたら、次に患者さんとの間で目標を設定し、それを達成するための計画(例：認知再構成法をどれくらいの頻度で、いつ、どこで行うのか、など)を患者さんと話し合って決めます。決めた方法に沿って、認知・行動へのアプローチを実施したら、最後に評価します。

図を見ると、私たちになじみの深い**「アセスメント→看護計画→介入→評価」という看護過程の流れに沿って、認知行動療法を実施することができる**ことがおわかりいただけるのではないかと思います。

そのプロセス全体をとおして、認知行動療法がこれまでの看護と異なる点として、協同作業のあり方があります。認知行動療法では、アセスメントの段階から患者さんと看護師が協同作業を開始し、評価までのすべての内容を患者さんと共有します。ですから、患者さんは自分のアセスメントの結果をわかっていますし、目標や計画も自分が実行できるものになっているのです。

◉面接形式か、通常看護に融合か？

看護として患者さんに認知行動療法を導入する場合、大きく分けて2つの方法があります。

1つは、構造化された枠組みをもつ「面接形式」で行う方法です。面接形式は、医師や臨床心理士がよく行っている形ですね。認知行動療法といえば面接形式で行うことが通例です。面接形式で行うと認知行動療法の効果を測りやすく、他職種との共有がしやすいというメリットがありますが、看護師がこの形式で行う場合は、通常の看護にどうリンクさせるか（通常の看護と認知行動療法の面接で介入する範囲について事前に患者さんと明確にしておくことや、スタッフ間での情報共有の方法など）が課題になります。また、主治医と連携をはかり、合意を得ておくことも必要です。

もう1つは、面接枠などは設けず、日常の看護のなかでのかかわりのなかに、認知行動療法の考え方や技法を組み入れていく方法です。認知行動療法そのものの効果は見えにくくなるデメリットがありますが、看護師にとっては自然な感じがすると思います。

本書ではこれ以降、看護師が認知行動療法を進めていく過程を、会話によって紹介している箇所が多くなります。これらは主に面接形式をとった形を想定して書きました。けれども日常生活のやりとりのなかに、認知行動療法のエッセンスを取り入れていくことは十分可能ですし、そこに含むべき要素やポイント、どのように会話を進めればよいかという点については共通していますので、参考にしていただけると思います。

【参考文献】坂野雄二：認知行動療法（上島国利他編：今日のうつ病——治療と研究への最新アプローチ、59～64頁）、アルタ出版、2004年

1-5

動機づけを高めるために

◉患者さんへの勧め方

介入を行うときには、患者さんに目的や方法を説明し、同意を得ることが大切です。認知行動療法でも患者さんの側の〝やりたい〟という動機と〝続けたい〟という意思が必要です。患者さんの動機づけを高めるための方法を紹介しましょう。

まず認知行動療法がどういうものなのか、どのような方法で行い、患者さんにとってどのような効果があるのかなどを、患者さんが理解できるように説明します。説明しつつ、**患者さん自身が認知行動療法をやってみたい、経験してみたいと思えるかどうか**を確かめます。患者さんにやってみたいという意思が見られれば、導入を勧めます。時には、少し考えたり、患者さんなりに調べる時間を設けるなどしてワンクッションおいてもよいでしょう。患者さんに勧める際に、専門職からの強力な後押しを先行させてしまうと、継続できなかったり、せっかく導入しても効果が出ないということがしばしばあります。ですから当人への確認はきちんと行うようにします。

けれども患者さんのなかには、逆に専門職からの勧めがないとなかなかやってみようという気にならない人もたくさんいます。「認知行動療法のことをよく知らなかったけど、主治医に言われてこういうものがあると知った」「医師や看護師から勧められたからやってみようと思った」という人も実際には多いため、専門職は、患者さんにとって強制にならない程度に、少し押しながら勧めていくことも大切です。もちろん最終的には患者さん自身がどうしたいかで決めます。

◉動機づけを高めるための面接例

看護師が認知行動療法を紹介し、「やってみようかな」と思えるまでに動機づけを高める導入を行った例がありますので紹介しましょう。前項で紹介した花江さんの例です。

うつ病の花江さんの経過

うつ病の主婦の花江さんが入院してから約1か月半が経ちました。入院前の希死念慮、ひどい落ち込みや絶望感、億劫感は薬物療法によってずいぶん改善し、午前中もベッドから出て短時間ならテレビを見たり、本も読めるようになりました。食欲も以前の3分の2まで戻ってきて、入院前は5キロ近く減っていた体重も、最近では2キロほど回復してきました。そこで花江さん、花江さんの家族、プライマリーナースであるYさんと主治医とが四者面談の場をもち、今後1か月半を目処に退院を考えていくために、今後何度か外泊を入れてみること、そして花江さんの物事のとらえ方と対処行動の改善をはかる目的で、認知行動療法を導入してはどうかという話になりました。

動機づけを高めるための面接例

患　者▼うつ病の花江さん
面接者▼看護師Yさん（プライマリーナース）
場　所▼病棟内の面接室

Y看護師：花江さんは、主治医にお話しされていたように、❶“私は、もう家族に必要とされていないに違いない”とか“家事や子育てを夫に任せるなんて、私は主婦失格だ”などと考えると、落ち込んだり、絶望的な気分になってしまうのですね。❷このような考えが気分をつらくさせているように思いますが、それについて、花江さんはどう思いますか？

花江さん：そのとおりだと思います。いつも悪いほうにばかり考えて、それがずっと頭から離れないのです。それでつらい気分になってしまいます。

Y看護師：❸もし、悪いほうの考えが少しでもよい方向に変わると、気分が少しは楽になるように思いますか？　それともあまり変わらないと思いますか？

花江さん：たぶん楽になると思います。そうなるといいです。

Y看護師：実は、つい考えてしまう悪いほうの考えをいろんな視点から見直して、別の考え方を出していき、気分を楽にするような方法があるの

この面接で何が行われていたか

認知行動療法を導入するには、患者さんが今かかえている問題が、認知行動療法によってどう変わると期待できるのかを伝え、動機づけを高めることが不可欠です。

❶まずY看護師は、花江さんの〈環境（状況）〉〈認知〉〈気分〉〈行動〉〈身体〉の5つの領域の関連性がどうなっているかを想像しながら、花江さんの困りごとを概説しようとしています。

❷花江さん自身の考えをたずねています。

❸花江さんの考えを踏まえて、さらに「もし考えが少しでもよい方向に変わったなら、気分はどうなると思うか」と質問し、花江さんの考えを再度確認しています。

です。私と一緒に、今の考えや気分などをシートに書き込みながら、別の考え方ができるようチャレンジしてみる方法です。❹そういうことに花江さんは興味がありますか？

花江さん：そんな方法があるんですか……やってみたい気もします。

Y看護師：やってみたいと思われるのですね。❺やってみて、どんな感じに変わるといいと思いますか？

花江さん：気分が楽になるといいなと思います。でも、うまくやれるのか心配ですね。大変じゃないですか？

Y看護師：うまくやれるかどうかが心配なのですね。❻実際にどんなシートを使ってやるのか、少しお見せして説明しましょうか。

花江さん：はい。お願いします。

❼（Y看護師がシートを見せながら簡単に進め方を説明する）

花江さん：ああ、こういうことをするのですね。少しでも気分が楽になるなら、ぜひやってみたいです。

Y看護師：わかりました。❽花江さんとしては、つい考えてしまう悪いほうの考えを少しでも別の方向から考えて、気分を楽にしていきたいと思って、この方法をやってみたいということですね？

花江さん：はい、そうです。

Y看護師：❾これは認知行動療法といって、考え方や普段の行動の仕方をい

❹考え方（認知）を見直し、別の考え方を出して気分を楽にする方法を簡単に説明し、そうした方法に興味があるかどうかをたずねています。ここまですべて、花江さんの考えを確かめながら進めています。

❺この方法に対する期待を確認しています。このとき、花江さんからは気分が楽になるだろうという期待と、うまくできるかどうか、大変ではないかという心配な点も表出されました。

❻心配を軽減するために、実際にどんなことをするのか、シートを見せることを提案しています。

❼実際のシートを提示しながら説明を行っています。心配や不安な点については、実物を見せながら説明するとイメージがわきやすく安心できます。それが〝やれるかもしれない〟という自信につながります。

❽新しい方法への花江さんの期待

ろんな角度から見つめて、考え方の幅や対処の仕方を広げていく方法です。今、心の病気だけではなくて、それ以外の身体の病気の人にも効果があるといわれている治療法なのですよ。病気の再発予防にも効果があります。退院までに数回こうやって面接して、考え方の幅や対処の仕方を広げて、花江さんの今困っていることを少しでも解決できたらと思います。また退院してからも再発を防げればよいと思います。それをこれから私と一緒にやっていきますか？

花江さん：はい、お願いします。

Y看護師：そうしたら、⑩次回は、初めに認知行動療法について資料をお見せしながらもう一度説明して、そのあとさっそく、今花江さんが困っている、悪い方向へ考えてしまうことについて詳しくお話を聞いて、状況を整理したいと思いますが、いかがですか？

花江さん：はい、ぜひお願いします。

Y看護師：それでは、⑪○月○日○時の都合はいかがですか？

花江さん：大丈夫です。

Y看護師：⑫ではその日時で、場所はこの面接室でいかがですか？

花江さん：はい、ここで大丈夫です。

Y看護師：わかりました。⑬○月○日の○時に、この面接室で、認知行動療法をはじめましょう。

や、やってみたいと思う理由を再度要約して提示し、動機づけを強化しています。

⑨ここは花江さんに認知行動療法についての心理教育をしている部分です。この方法が認知行動療法というものであること、どういう効果があり、花江さんに適用することで何が期待できるかを説明しています。そして、再び花江さんに一緒にやってみたいかどうかを確かめています。

⑩次回どんなことをするのか概略を説明し、〝やってみよう〟という意欲を維持しようとしています。

⑪⑫⑬で、日時や場所の設定をし、花江さんとの間で確認して終了しています。このように次回の日時等をきちんと決めておくことも、意欲の維持のためには大切です。

実施場所、必要物品、導入する患者さんの選定について

実施場所、必要物品について

面接形式で認知行動療法や集団認知行動療法を実施する場合は、実施場所をあらかじめ決めておく、あるいは確保しておく必要があります。病棟でも外来でもかまいませんが、一対一で行う場合は、プライバシーが保たれる個室を準備する必要があります。

集団認知行動療法では、テキストの他に、行った内容を皆で共有するためのホワイトボードやスケッチブック、模造紙、パソコン、プロジェクターなどが必要になります。そして参加人数に対応できる広さの部屋を確保する必要があります。患者さんが作成したワークシートなどを共有するためにコピーを取る場合は、コピー機から近い部屋を選んでおくことも大切だと思います。

そして、患者さんにとってその部屋が心地よいと感じられるように、窓があったり、静かで、外来や病棟から近く、空調設備が整っているような設備面も考慮して選んだほうがよいでしょう。参加者の希望も聞きながら、机に花を飾る、アロマを焚くなど、リラックスできる工夫もしてみましょう。

導入する患者さんをどう選ぶか

精神看護の場で認知行動療法をはじめるときには、導入しやすい患者さんを選ぶほうがよいでしょう。たとえば単極性うつ病、不安障害の患者さんなどで、できれば重複疾患がなく、症状が安定しており、自分自身を振り返ったりシートを書く作業にあまり苦痛を伴わない人がよいと思います。

発達障害やパーソナリティ障害を併存する患者さん、認知行動療法の作業に苦痛を感じる患者さん、集団精神療法の場合は他者への攻撃性が強い患者さんなどは、初心者には難しいと思われます。

その患者さんにとって効果的かどうかをアセスメントする

その患者さんに認知行動療法を導入することでどんな効果が期待できるか、また逆に、患者さんにとって負担や不利益になることはないかを導入前にアセスメントする必要があります。

認知行動療法は、薬物療法と違って副作用が少ない、あるいはほとんどないともいわれていますが、それなりに時間をかけて行い、自分自身を見つめ直し変えていく作業ですので、精神的に負担にならないとも限りません。ですから、患者さんの主治医や他の看護スタッフ、他の専門職などに意見を求め、その患者さんへの導入が適切かどうかを判断するとよいと思います。

また、今の自分の力量はどれくらいか、その力量で患者さんにとって利益が不利益に勝るかどうかを天秤にかけながら考える必要があります。このとき、単独での介入は難しくても、スーパーバイズを受けながらであれば介入できそうであれば、そのような体制を組むようにすると、安心して実施でき、自分自身の実践能力の向上にもつながるでしょう。

なお、認知行動療法を開始してからも、その患者さんにとって認知行動療法が効果的かどうかを常にアセスメントする必要があります。そして認知行動療法が効果的でないと判断される場合は、主治医らとも協議したうえで、中止することも考慮に入れましょう。

心理教育は認知行動療法の実践に欠かせない

心理教育に使用するテキストやワークシートについて

心理教育とは、認知行動療法の技法のひとつで、患者さんの病気や治療について、あるいは認知行動療法の考え方やアプローチ法などについて、患者さんがより理解を深められるように、教育的にかかわることです。

心理教育は、認知行動療法の開始から終了まで実施されるもので、特に開始時は、自分の病気や認知行動療法について理解を深め、認知行動療法への動機づけを高めるうえで大変に重要です。

心理教育を行うためにはテキストやワークシートが必要になります。

テキストやワークシートは担当者が自分で作成しても、市販されているものを使用してもかまいません。自助本、DVDなどを活用するのもよいでしょう。

自分で作成する場合は、既存のテキスト、ワークシートを文献やインターネットなどで調べ、参考にするとよいでしょう。また、すでに認知行動療法を実施している人から情報をもらったり、作成したものを見てもらうようにすると、内容の質も確保されていくでしょう。

毎回作成するというのは時間的にも作業量的にも負担が大きいですので、疾患別（うつ病、統合失調症、不安障害など）に資料を作成しておき、患者さんに応じて使い分けるとよいでしょう。最初に準備するときは大変ですが、以降は同様の対象者であれば同じものを使っていけばよいので、結果的には少ない負担ですむと思います。

参照するのにおすすめできるテキストですが、一対一でうつ病患者さんを対象に認知行動療法を実施する際には、厚生労働省が出している❶『うつ病の認知療法・認知行動療法』（治療者用マニュアルおよび患者さんのための資料）があります。これはインターネットからダウンロードできます。

集団認知行動療法の場合は、❷『さあ！はじめよう うつ病の集団認知行動療法』（医学映像教育センター、２００８）、❸『さあ！やってみよう 集団認知行動療法 うつ・不安への支援のために』（医学映像教育センター、２０１１）がありますので、参考にしてください。

セッションで用いるテキストやワークシートは、患者さんと看護師がお互いに1部ずつ持つようにします。セッション中に作成したワークシートも、コピーを取るなどして、それぞれが持っているようにするとよいでしょう。患者さんが自分で所持することで、日常のなかで必要に応じて参照できるようにしておくことが大切です。

心理教育を進めるときのコツ

私が現在行っている集団認知行動療法では、1回のセッション90分のうち、最初の約30分を心理教育に割いています。テキストに沿って、セッションの目的に合った認知・行動に関する知識や、病気や治療に関する知識を提供しています。

開始時の心理教育では、まだ患者さんは認知行動療法になじんでいないため、専門的な言葉の意味がわからずに戸惑われることがあります。ですから、看護師はできるだけ患者さんが理解しやすいよう、日常的な言葉を使い、患者さんの反応を確かめながら進

---

❶ 厚生労働省『うつ病の認知療法・認知行動療法（治療者用マニュアル）』
http://www.mhlw.go.jp/bunya/shougaihoken/kokoro/dl/01.pdf
厚生労働省『うつ病の認知療法・認知行動療法（患者さんのための資料）』
http://www.mhlw.go.jp/bunya/shougaihoken/kokoro/dl/04.pdf
❷ 秋山剛・大野裕監修、岡田佳詠・田島美幸・中村聡美執筆『さあ！はじめよう　うつ病の集団認知行動療法』（医学映像教育センター、2008）
❸ 集団認知行動療法研究会監修『さあ！やってみよう　集団認知行動療法　うつ・不安への支援のために』（医学映像教育センター、2011）

めていくようにしましょう。「認知行動療法の考え方は今お話ししたようなことなのですが、わかりましたか？　よくわからなかったところ、疑問に思ったことはないですか？」といった聞き方で、話の合間にたずねるようにします。

開始時は特に、患者さんに少しでも「これだったら自分にもできるかもしれない」と自信をもってもらえるようにはたらきかけることが大切です。それが今後、認知行動療法を継続できるかどうかにかかわってきます。

また、心理教育で重要な点は繰り返し学習する予定であることを強調しておくのもよいと思います。そのとき十分に理解できなくても、繰り返し同じような話があるとわかれば患者さんは安心しますし、それくらい大切な内容なのだと認識できるからです。私は、「この話はぜひ理解していただきたい大切な内容なので、これからもいろんな場面で繰り返しお話ししますね。初めて聞いてすぐに理解できる人のほうが少ないですから、今理解できなくても心配しなくて大丈夫ですよ」といったような言葉をかけるようにしています。

それ以外にも、心理教育を進めていく際には、以下のようないくつかの留意点があります。

▼参加している患者さんが解決したいと思っている問題、かかえている症状などと関連づけて説明する（「○○さんはつい△△と考えてつらくなるということですが、これはこの図でいえば、この認知の部分とこの気分の部分に当てはまりますね」など）。
▼患者さんの状況や理解力に適した内容にする。
▼なるべく患者さんの日々の経験を引き出し、その話と結びつけて説明する。
▼データや根拠などを提示する。

▼患者さん自身で書き込む作業を交えながら行うと効果的（書き込むことをホームワークにしてもよい）。

第2章

アセスメントをする

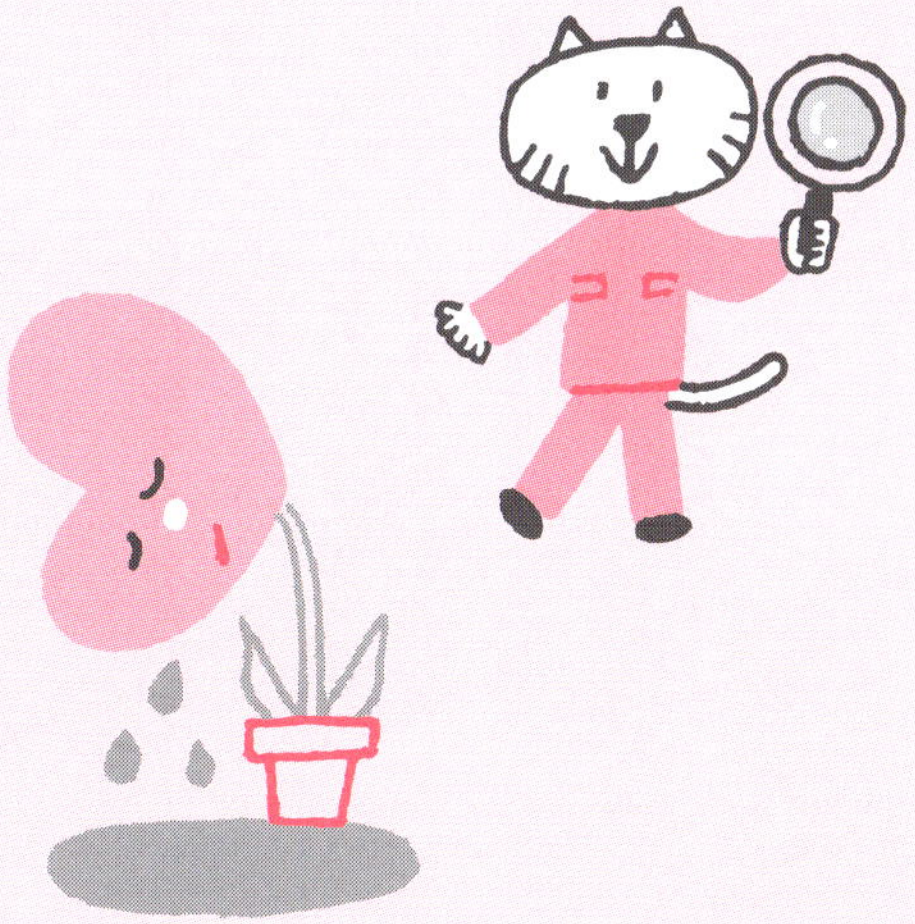

2-1 5つの領域の視点で見る

◉患者さんに起きている事柄の全体を把握する

アセスメントとは、患者さんの状態や、患者さんに起きている事柄の全体を把握することです（認知行動療法では「認知的概念化」と呼ぶこともあります）。

通常の看護でも、患者さんを全人的に理解するために、アセスメントの際には社会・文化的背景、治療環境、家族環境、職場環境、身体・精神状態、日常生活行動、対人関係、対処行動、発達段階などを聞いていきますよね。認知行動療法でも同じようにそれらの情報を得ていきますが、それを左図のような**アセスメントシートを用いて、5つの領域の視点で全体像を把握します**。

このような視点でアセスメントしていけば、他職種と情報を共有しやすく、連携がとりやすくなります。

◉アセスメントの進め方

アセスメントに取りかかるときに大事なのは、**「今」の問題に焦点を当てること**です。今、患者さんが困っている事柄、気分が動揺する出来事などに注目し、アセスメントをはじめます。

アセスメントシート：生活体験の５つの領域とその関連

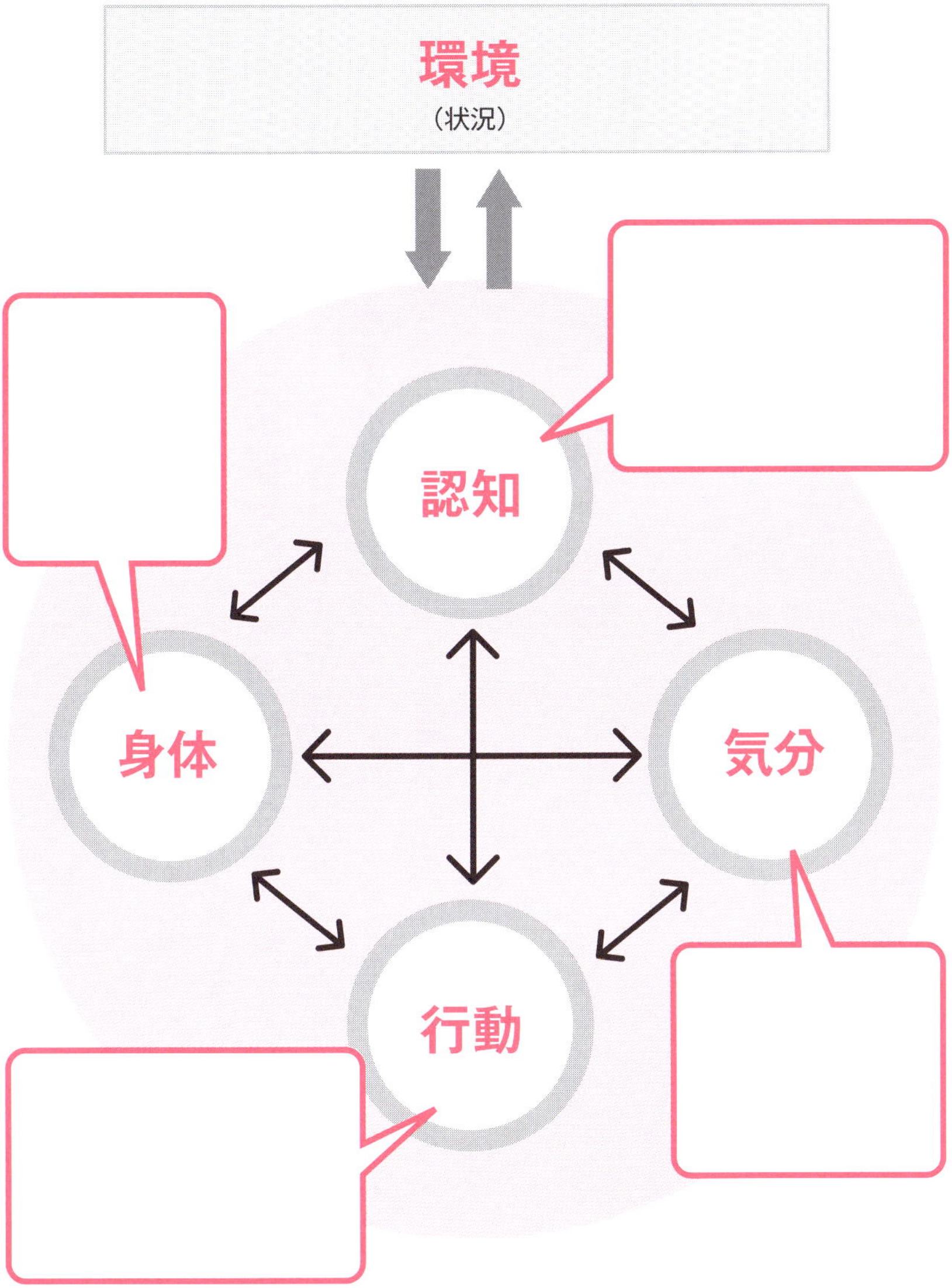

まずは〈環境（状況）〉、つまり今、患者さんが困っている、あるいは気分が動揺してしまう環境（状況）はどのようなものなのかをたずねます。いつ、どこで、誰が、何を、なぜ、どのように、という5W1Hを意識しながら患者さんにたずねていきます。

患者さんに、その状況のときどんな考え（認知）が頭に浮かんでいたか、また、そのときどのような〈気分〉や〈行動〉、あるいは〈身体〉の状態を体験していたかを具体的にたずねていきます。患者さんから出てくる回答を、看護師か患者さん、あるいは両者でもけっこうですのでアセスメントシートに書き込んでいきます（ただ、認知行動療法をはじめたばかりのときは看護師が書き込むほうがよいでしょう）。話を聴きながら繰り返し内容の確認を行い、患者さんが体験していることと看護師のとらえ方に相違があれば修正し、患者さんと看護師双方が合意できるまで続けます。そうやって患者さんの体験全体を共有していきます。

うつ病の花江さんとプライマリーナースの看護師Yさんが、協同しながらアセスメントを行っている会話例を紹介しましょう。

アセスメントのための面接例

＊このアセスメントに入る前に、Y看護師は花江さんに対して、心理教育として認知行動療法の概要と、うつ病に関する解説を行っています。それはここでは割愛しますが、そうした心理教育がすんでいるという前提で読んでください。

Y看護師：今、ひととおり、認知行動療法とうつ病のことについてお話ししましたが、いかがでしたか？　理解できましたか？

花江さん：はい。なんとなく。

Y看護師：❶花江さんは前回の私との話し合いのなかで、悪い方向の考えを別の方向から考えて、気分を楽にしていきたいとおっしゃっていましたが、それについて、今どのように思っていますか？

花江さん：はい。それは今でもそう思っています。

Y看護師：わかりました。それでは、先にお話しした❷認知行動療法の考え方に沿って、これからその悪い方向の考えや、その考えはどんなときに起こるのか、そのときどんな気分や行動になっているのかなど、花江さんが困っていることを整理していこうと思いますが、いかがですか？

この面接で何が行われていたか

面接では、看護師が各領域について患者さんから詳しく聞きながらシートに記入し、アセスメントを一緒に行っています。そして最終的には患者さんの〈認知〉と〈行動〉が他の領域とどう関連し、その関連性を変えるために何ができるかという方向性を見出していきます。

❶❷まずY看護師は、認知行動療法への参加動機を確認したあと、認知行動療法に対する花江さんの期待と、今回行うアセスメントとをつなげて説明し、花江さんの意向を確かめています。

花江さん：はい。わかりました。

Y看護師：❸整理するために、こういうシート（60頁のアセスメントシートを見せながら）を使いますね。そうすると花江さんの困っていることを私も理解しやすくなって、共有できますから。

花江さん：わかりました。私が書いたほうがよいですか？

Y看護師：❹今日は初めてですから、花江さんからお話を聞きながら私が書き込んでいきますね。それをあとで一緒に確認しましょう。少し慣れてきたら、花江さんに書いてもらいますね。

花江さん：はい。

Y看護師：ところで、❺花江さんがおっしゃっていた、悪い方向の考えというのは、どんなときに起こってくるのですか？

花江さん：今、私が入院しているので、夫が代わりに家事をやってくれているのですが、今朝も電話で息子や姑の様子を聞くと、「もう私なんて必要ないんだな」って思ってしまうんですよね……。

Y看護師：そうですか。❻今朝の電話で、ご主人から息子さんやお姑さんの様子を聞いて、「もう私なんて必要ないんだな」と考えてしまったのですね。❼「様子」というのは、具体的にはどのようなことですか？

花江さん：夫が、朝ごはんとか息子のお弁当をつくっているみたいなのですが、息子はとてもおいしいと言って食べているらしくて。姑は糖尿病

❸アセスメントで使用するシートと、その目的について説明しています。

❹シートは患者さん自身が書くほうが、将来セルフコントロールするうえではよいのですが、慣れないうちは看護師が書き込んで手本を見せたほうがよいでしょう。

❺花江さんが今困っている、悪い方向の考えがどんなときに起こるのか、具体的な状況、つまり〈環境（状況）〉の部分を聞いています。

❻聞いた内容を確認しています。

❼花江さんの話のなかであいまいな事柄、看護師がイメージしにくいことなどを詳しくたずねて、〈状況〉をより明らかにしています。

で月に2回外来に通っているのですが、その付き添いも先日夫がしたみたいで。それを聞いたら私がいなくても家族は困らないんだと思って、なんだかつらくなっちゃったんです。

Y看護師：そうですか。⑧今朝、電話でご主人から、ご主人がつくる朝ごはんを息子さんが食べておいしいと言っていたり、お姑さんの受診にも付き添っているのを聞いて、（シートの〈環境（状況）〉に記入しながら）、「もう私なんて必要ないんだな」「私がいなくても家族は困らないんだ」と考えてしまい（〈認知〉に記入）、つらくなってしまった（〈気分〉に記入）のですね？

花江さん：はい。そうです。

Y看護師：⑨電話というと何時くらいのことですか？

花江さん：朝10時ですね。

Y看護師：そうですか（シートの〈環境（状況）〉に「朝10時」と記入）。⑩そのとき、花江さんはどこに？

花江さん：私はナースステーションの前の電話ボックスにいて、夫に電話していたんです。

Y看護師：なるほど（〈環境（状況）〉に「電話ボックスのなか」と記入）。⑪その電話で話していたときに、ご主人がそう言ったのですか？

花江さん：そうです。

⑧途中で看護師が理解したことを伝え、患者さんが話した内容と合っているかどうか確認しています。

⑨⑩⑪5W1Hを意識しながら詳しくたずねています。

花江さんのアセスメントシート（途中）

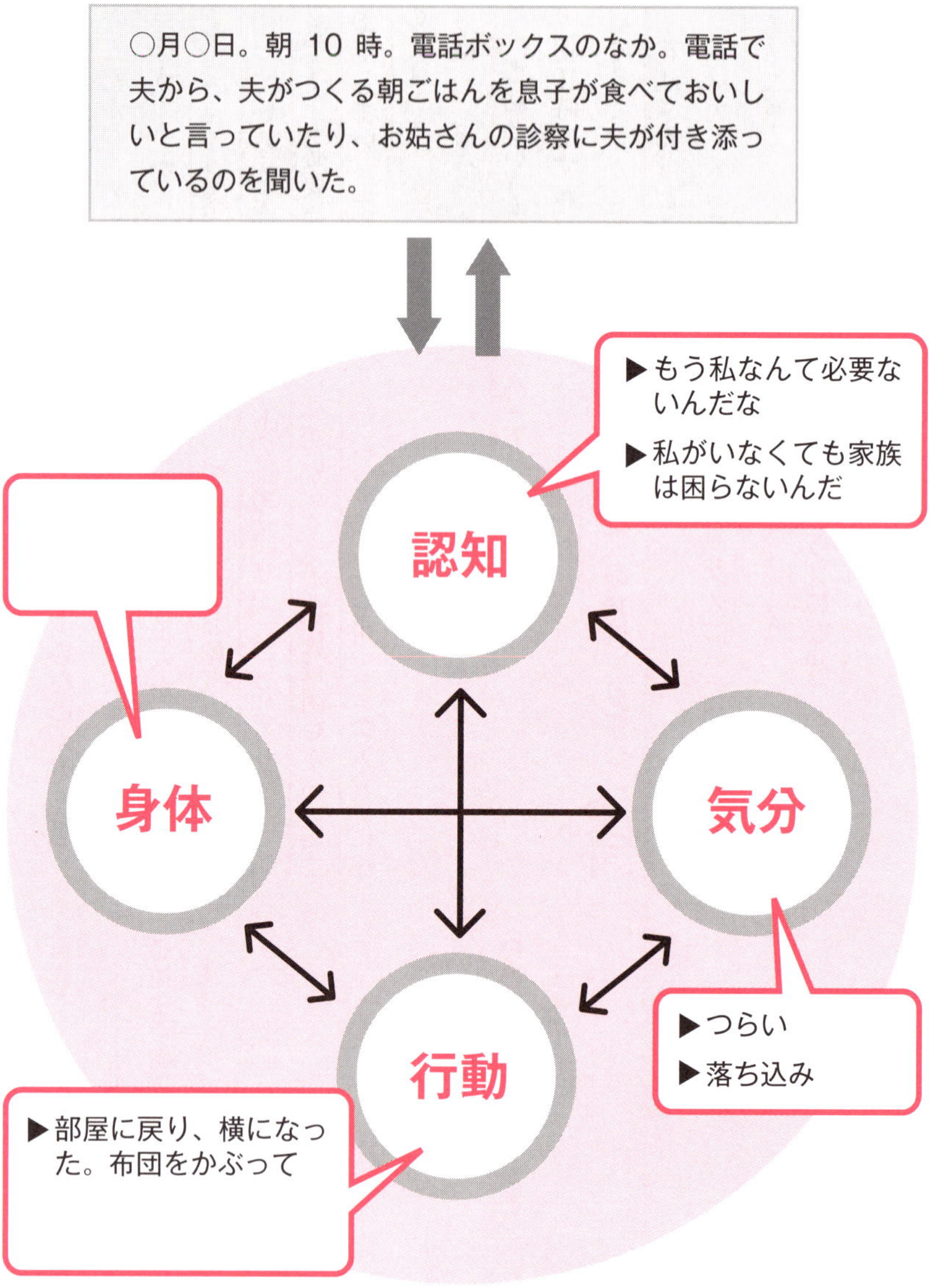
○月○日。朝 10 時。電話ボックスのなか。電話で夫から、夫がつくる朝ごはんを息子が食べておいしいと言っていたり、お姑さんの診察に夫が付き添っているのを聞いた。
▶もう私なんて必要ないんだな
▶私がいなくても家族は困らないんだ
認知
身体
気分
行動
▶つらい
▶落ち込み
▶部屋に戻り、横になった。布団をかぶって

Y看護師：わかりました。⑫それで、「もう私なんて必要ないんだな」「私がいなくても家族は困らないんだ」と考えてしまったということですね？
花江さん：はい、そうです。
Y看護師：わかりました。⑬そのときに、先ほど「つらくなった」とおっしゃっていましたが。
花江さん：はい。つらくなったし、落ち込みました。
Y看護師：そうですか。〈〈気分〉に「落ち込み」も記入しながら〉⑭つらくなり、落ち込んだのですね。
花江さん：はい。
Y看護師：⑮そこで、そういう考えや気分に陥って、花江さんはどうしたのですか？
花江さん：そのまま自分の部屋に戻って、横になりました。
Y看護師：〈〈行動〉に「部屋に戻り、横になった」と記入しながら〉⑯自分の部屋に戻って、そのまま横になった……布団をかぶって？
花江さん：そうです。布団をかぶって……。
Y看護師：〈〈行動〉に「布団をかぶって」も記入しながら〉⑰どれくらいの間ですか？
花江さん：えーっと、たぶん、お昼を食べなかったので……、4時間くらいですかね。

⑫〈状況〉がイメージできるくらいにわかってきたところで、その〈状況〉に対する花江さんの〈認知〉、つまり悪い方向の考えを確認しています。

⑬⑭〈認知〉に関係する〈気分〉を改めて聴き、確認しています。

⑮⑯⑰⑱〈認知〉や〈気分〉に関係する〈行動〉を確認しています。ここでも〈行動〉をイメージできるように聴いています。

花江さんのアセスメントシート（途中）

○月○日。朝 10 時。電話ボックスのなか。電話で夫から、夫がつくる朝ごはんを息子が食べておいしいと言っていたり、お姑さんの診察に夫が付き添っているのを聞いた。

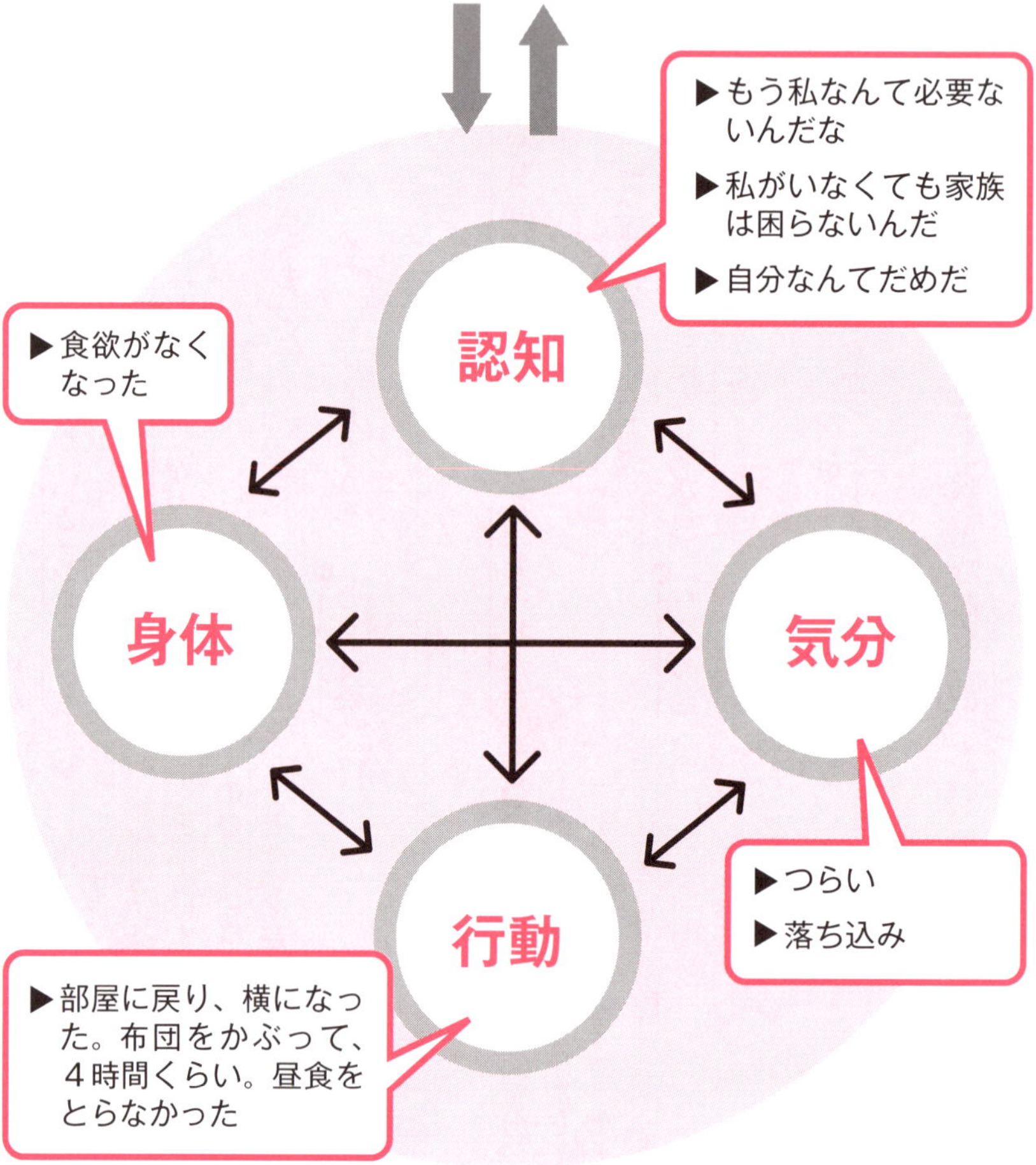
▶もう私なんて必要ないんだな
▶私がいなくても家族は困らないんだ
▶自分なんてだめだ
認知
▶食欲がなくなった
身体
気分
行動
▶つらい
▶落ち込み
▶部屋に戻り、横になった。布団をかぶって、４時間くらい。昼食をとらなかった

Y看護師：〈〈行動〉に「4時間くらい」も記入しながら〉そうですか。[18]4時間くらい。それでお昼が食べられなかったのですか？

花江さん：そうなんです。食べる気にならなくて……、食欲がなくて……。

Y看護師：〈シートの〈行動〉に「昼食をとらなかった」と、〈身体〉に「食欲がなくなった」も記入しながら〉[19]食欲がなくなってしまったのですね。それで食事をとらずにずっと4時間、布団をかぶってベッドで横になっていたのですね？

花江さん：そうです。

Y看護師：わかりました。今、お話しいただいたことを、このようにシートに整理してみました。[20]花江さんは、○月○日、今日、ですね。朝10時。電話ボックスでの会話で、ご主人から、ご主人がつくる朝ごはんを息子さんが食べておいしいと言っていたり、お姑さんの受診にも付き添っているという話を聞いたのですね。これが〈環境（状況）〉ですね。そして、そのとき、「もう私なんて必要ないんだな」「私がいなくても家族は困らないんだ」という考え、これが〈認知〉に当たりますが、そういう考えが、ふっと頭に浮かんだのですね。それで、そういう考えが浮かぶことで、つらくなったり落ち込んだ、これは〈気分〉ですが、そういう気分になったのですね。また、〈認知〉は〈行動〉や〈身体〉にも影響しますが、〈行動〉については、部屋に戻って、布団をかぶっ

[19] 花江さんから身体に関する発言があったので、それを〈身体〉に記入しつつ、〈身体〉の状態が〈行動〉にも関係していることを確認しています。

[20] ひととおり聴き終わり、書いた内容を花江さんに確認していきます。このようにして、患者さんの伝えたかったことを看護師がどう理解したかを伝えます。このとき、先に実施した心理教育の内容を対応させながら行うと、患者さんは心理教育の内容がより理解しやすくなります。

て、４時間くらい横になっていた、昼食もとらなかった、ということですね。そして、〈身体〉の状態としては、食欲がなくなった、ということですね。

花江さん：はい、そうです。

Y看護師：㉑花江さんの今朝の状況を認知行動療法の考え方で整理するとこのような図になりますが、ここは違うとか、ここはそのとおりだとか、思うところがありますか？　㉒また、これを見て、どう思いますか？

花江さん：このとおりだなと思いましたし、こうやって整理してもらうと、自分の状況が少し見えてきました。確かに、私は、今朝の夫の話を聞いたときに、つい、「もう私なんて必要ないんだな」と考えて、それからつらいといった気分がだんだん強くなってきたと思います。最近はせっかく午前中でも起きていられるくらいよくなってきたのに、そんな話を聞いてそう考えてしまうと、また前のように、布団のなかにもぐり込んで、そのまま起きられなくなってしまいました。食欲も戻ってきてたのに、食べたくなくなってしまったし、結局お昼も食べなかった……。㉓こういうことの繰り返しで今まで具合を悪くしてきた気がします。

Y看護師：そうですか。㉔こういう考え方、つまり〈認知〉と〈気分〉〈行動〉〈身体〉（シートのそれぞれの領域を指さしながら）の悪循環で、花江

㉑整理した内容が、花江さんの話した内容や伝えたかったことと合っているか、違っている点がないかを確認しています。こうすることで、患者さんと看護師の認識をすり合わせることができます。

㉒このように整理することで何を考えたかをたずねています。たずねることで、患者さんが認知行動療法の考え方で整理した内容をどのように、あるいはどの程度理解できたか、また、患者さん自身がこの機会により気づきを深めた事柄を確かめることができます。

㉓問いに対して、花江さんは自分がどういうことで具合が悪くなるのかに気づくことができています。

㉔看護師がさらに花江さんの意図することを言い換えて確認し、花江さんからより詳しく悪循環の様子を聞き出しています。

さんは具合が悪くなることが多かったのですか？

花江さん：そうです。「もう私なんて必要ないんだな」っていう考えがずっと離れないんですね。頭のなかから……。この図を見ていて、こういうことばかりを考えてしまうから、いつも横になって、食事も食べずにっていう感じで……それでまた落ち込むんです。横になって家事ができずにっていうことで、ますます自分なんてだめだ、だから必要とされないんだと、ぐるぐるマイナス的な考えがめぐってくるのです。

Y看護師：そうですか。[25]「自分なんてだめだ」という考えも浮かぶのですね？

花江さん：はい。

Y看護師：そうしたら、[26]それも〈認知〉に加えておきますね。（シートの〈認知〉に記入）

Y看護師：それで、[27]このように考えることで〈気分〉がつらくなるとか、横になってしまう〈行動〉などが起こってくるというのもありますが、逆に、そういう〈行動〉をとってしまうことで〈気分〉がよりつらくなったり、ますますその考え方、つまり〈認知〉が強くなるということですね？

花江さん：そうです。布団のなかにもぐり込むたびに自分をだめだと責めるし、落ち込みが激しくなります。

[25][26]花江さんの話から、拾っていなかった〈認知〉を取り上げて整理しています。

[27]花江さんの話のなかに〈行動〉が〈気分〉や〈認知〉などにも影響するという内容が出てきたので、それを確認するために花江さんにたずねています。そうすることで、悪循環の状況をより理解しやすくなります。

Y看護師：そうですか。花江さんから ㉘今お話しいただいたように、出来事に対する〈認知〉〈気分〉〈行動〉〈身体〉、これらが悪循環をきたしていて、そのサイクルからなかなか花江さん自身で抜け出せない、そんな状況に陥っているように思いますね。そのような感じですか？

花江さん：まさにそうです。いつもこのパターンなのです。

Y看護師：㉙このパターンを、花江さんとしてはなんとかしたいと思っていらっしゃるんですか？

花江さん：はい、そうです。これをなんとか断ち切れると少しは楽になれる気がします。

Y看護師：なるほど。㉚そうですね。この悪循環を断ち切ることができると、花江さんは今よりも楽になれるように思います。それが今後、認知行動療法でやっていこうとしていることです。（シートの〈認知〉〈気分〉〈行動〉〈身体〉などを順に指さしながら）これらは全部関連し合っていますから、悪い方向の〈認知〉を少し別の方向から考えてみると、〈気分〉が楽になったり、〈行動〉が変わります。また、今お話しいただいたように、たとえば布団にもぐり込むという〈行動〉自体を変えることで、この悪循環を断ち切るようにしていきます。今の説明で、花江さんに今起こっている悪循環の状況、そして、認知行動療法で今後何をしていくかがわかりましたか？

㉘悪循環のサイクルに陥っていることを花江さんに最終的に確認しています。

㉙㉚この悪循環を断ち切るために認知と行動を見直して別の対処の仕方を身につけていくことを、花江さんの体験していることと照らし合わせながら説明し、認知行動療法を行う意欲を高めるようにしています。

花江さん：はい、わかりました。悪循環を楽にする方法を勉強するんですよね？

Y看護師：そうです。そして[31]その方法には、〈認知〉という、考え方の幅を今よりも広げることと、布団をかぶる、横になるなどの〈行動〉を見直して、別のいろいろな対処がとれるようになるという、2つの視点からの方法があって、それをやっていくということです。

花江さん：ああ、わかりました。

[31] 花江さんは「悪循環を楽にする方法を勉強する」と、あいまいな表現をしていたため、何をするのか十分に理解できていない可能性もあると考え、具体的に説明をし直しています。

＊なお、数回に分けてアセスメントを行い、総合的に判断することもあります。

◉〈認知〉と〈行動〉をとらえ、他領域との関連をみること

アセスメントの際に特に大切なのは、**〈認知〉と〈行動〉が、互いに、あるいは他領域とどのように関係しているかをきちんととらえること**です。なぜなら、この両者にその後介入し、5つの領域の悪循環を断ち切ることになるからです。

たとえば、「食欲がない」という〈身体〉の状態に陥っている場合、そこにはどんな〈認知〉が関係しているか、また、その〈認知〉がどのように〈行動〉に影響しているかを、患者さんに確かめながら押さえます。たいていの場合これらはお互いに関連していますので、アセスメントをしていくと、この悪循環を断ち切る必要があることが理解できます。

◉アセスメントがスムーズにできないとき

今回はアセスメントがスムーズに進んだケースを紹介しましたが、なかなかうまく進まないケースもあります。

多くの場合、患者さんは初めのうちは〈環境（状況）〉〈認知〉〈気分〉〈行動〉〈身体〉の状態を自分で整理して話すことができません。認知行動療法を進めていくうちに整理して話すことに慣れていきますが、初めは看護師が5つの領域を意識しながら質問の仕方を工夫する必要があります。

患者さんのなかには、自分の〈認知〉や〈気分〉についてうまく話せず、自分の周りで起こっている〈環境（状況）〉ばかりを話す人もいます。あるいは現在と過去の出来事を区別なく話す人や、同じことを何度も繰り返し話す人などがおり、看護師が話を整理しきれなくなることもしばしばあります。

そんなときは、**5つの領域の視点をもって、どの部分が聞けていて、どの部分がまだ聞けていないか、どこがイメージしにくいかを意識し、確かめながら進める**と、アセスメントの目標、すなわち総合的な患者さんの理解にたどりつきやすくなります。

2-2 認知をもう少し深く見てみましょう

◉認知の歪み

ここで、〈認知〉についてもう少し解説します。〈認知〉とは、ものの見方・考え方のことだと説明しましたが、時には極端で非合理的なものの見方・考え方に出合うことがあると思います。認知行動療法ではそうした〈認知〉のことを、〝認知の歪み〟と呼んでいます。たとえば、うつ状態にある人は次頁の表のような〝認知の歪み〟をもつ傾向があり、これらが気分にも影響してきます。

実は〝認知の歪み〟は精神疾患の患者さんに特有なものでもなければ、間違った考えでもありません。強いストレスがかかったり体調が悪いときには誰もが体験することです。

たとえば、ただでさえ仕事が忙しくて休養もとれないときに、上司が、同僚ではなく自分にばかり仕事を依頼してくると、〝自分だけが仕事を押しつけられている。上司に嫌われているのかもしれない〟などと、つい考えることがあると思います。この場合、自分対上司の関係だけで判断して結論づけている可能性があります。同僚や部下の業務状況、自分の力量、その他職場全体の事情まで含めて考えることができなくなっているのです。

うつの患者さんが陥りがちな“認知の歪み”

【すべき思考】 「～しなければならない」と必要以上にプレッシャーをかける。
【部分的焦点づけ】 自分が注目していることだけに目を向け、短絡的に結論づける。
【一般化のしすぎ】 ひとつのよくないことから、「何をやっても同じだ」と結論づけたり、この先も同じことが起きると思ってしまう。
【拡大解釈と過小評価】 自分の欠点や失敗、関心のあることは拡大してとらえるが、自分の長所や成功などはことさら小さく見る。
【全か無か思考・完全主義】 物事を極端に白か黒かのどちらかに分ける考え方。完全にできなければ満足できず、少しのミスで全否定する。
【結論の飛躍】 理由もなく、悲観的な結論を出す。
【自分自身への関連づけ(個人化)】 よくない出来事を、さまざまな理由があるにもかかわらず、自分のせいにする。
【レッテル貼り】 ミスやうまくできなかったことを、冷静に理由を考えず、「だめな人間」などとレッテルを貼る。
【マイナス思考】 なんでもないことやどちらかというとよいことなのに、悪くすり替えてマイナスに考える。
【感情的な決めつけ】 自分の感情を根拠にして物事を判断する。

そのように〝認知の歪み〟がみられたときに大事なのは、これが、**誰もが体験し得る考え方であること、そして、そのような考え方をすることでつらくなったり苦しくなったりしているなら、気分を楽にする別の考え方を探しましょう**と、認知行動療法への動機づけとなるようにきちんと患者さんに伝えることです。

この〝認知の歪み〟を、さきほどのうつ病の花江さんを例に見てみましょう。

うつ病の花江さんを苦しめる〝認知の歪み〟

うつ病の主婦花江さんは、夫から家族が元気にやっていることを電話で聞きます。すると花江さんは、「私は、もう家族に必要とされていない」「家事や子育てを夫に任せるなんて、私は主婦失格だ」と考えてしまい〈認知〉、「落ち込み」「つらい」「絶望感」などの〈気分〉が生じました。

花江さんの例を、前に示した〝認知の歪み〟の表に照らし合わせると、それぞれ、〈結論の飛躍〉〈マイナス思考〉〈全か無か思考〉〈レッテル貼り〉〈拡大解釈〉に当たるといえます。

これを見ると、〝認知の歪み〟が花江さんの「落ち込み」「つらい」「絶望感」という気分につながっていることが理解できるでしょう。

1つの〈認知〉には、複数の〝認知の歪み〟が当てはまることが多いです。しかしここで大事なのは、どの〝認知の歪み〟に当たるかを正しく分類することではなく、患者さん自身が、極端で非

花江さんの状況・認知・気分の関係

状況	認知	気分
○月○日。 午後3時。 電話ボックスにて。 夫から、家族が元気にやっていることを聞いた。	•「私は、もう家族に必要とされていない」 →〈結論の飛躍〉 〈マイナス思考〉 〈全か無か思考〉	落ち込み つらい
	•「家事や子育てを夫に任せるなんて、私は主婦失格だ」 →〈レッテル貼り〉 〈拡大解釈〉	落ち込み 絶望感

合理的な考え方をしていることに気づくことです。そしてそれらが、どのような〈気分〉あるいは〈行動〉につながっているかを患者さん自身で確かめ、別の考え方ができないかを試行錯誤していくことなのです。

●〈認知〉には「自動思考」と「スキーマ」の2つのレベルがある

さらに〈認知〉について詳しく見てみましょう。

認知行動療法では〈認知〉には2つのレベル、すなわち「自動思考」と「スキーマ」があると考えます。

「自動思考」とは、気分と同時に、瞬間的に頭に浮かぶ考えやイメージのことです。普段私たちが生活上体験するさまざまな場面で自然に浮かんでくるものです。

たとえば、今、あなたはこの本を読んでいる瞬間にもいろいろなことを考えていると思いま

うつ病の花江さんの自動思考とスキーマ

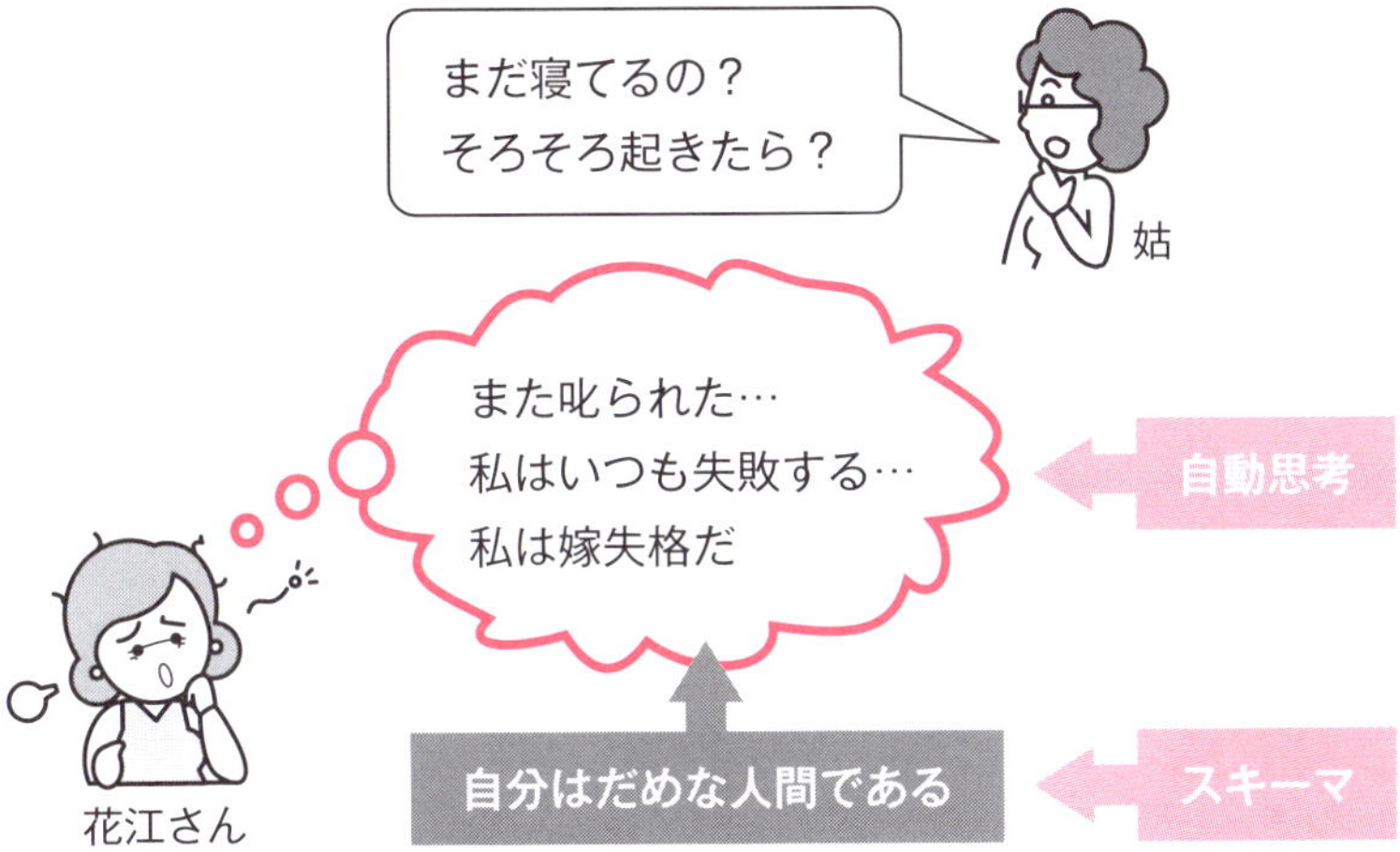
まだ寝てるの？
そろそろ起きたら？
姑
また叱られた…
私はいつも失敗する…
私は嫁失格だ
自動思考
花江さん
自分はだめな人間である
スキーマ

す（〝ここはすごく参考になるな〟とか〝ちょっと理解できないな〟のように）。これらが自動思考です。

「スキーマ」とは、この自動思考に影響を与えるその人の確信的な考え（信念、思い込み、価値観など）をいいます。

たとえば、花江さんは、上の図のように姑に言われたとき、「また叱られた……私はいつも失敗する……私は嫁失格だ」という考えが瞬間的に浮かんだのですが、これが「自動思考」に当たります。そして花江さんの自動思考にはおそらく、「自分はだめな人間である」といった「スキーマ」＝確信的な考えが影響していると考えられます。

他の例も見てみましょう。

会社員Dさんの場合、「この仕事、明日までにやっておいて！」と上司から言われたとき、瞬間的に頭に、「そ、そんなこと言われても……

会社員Dさんの自動思考とスキーマ

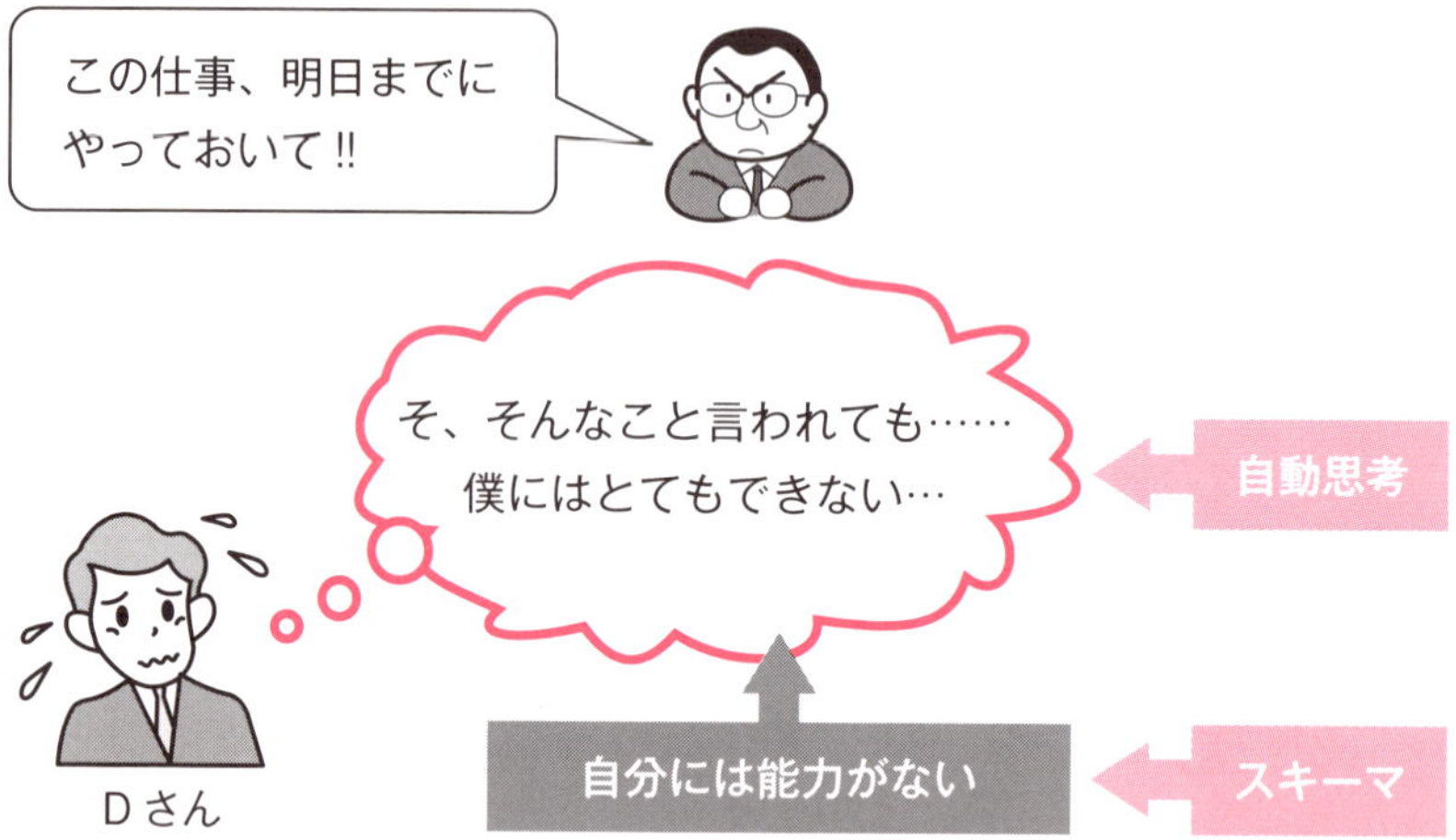
この仕事、明日までに
やっておいて!!
そ、そんなこと言われても……
僕にはとてもできない…
自動思考
自分には能力がない
スキーマ
Dさん

僕にはとてもできない」という考えが浮かびました。これがDさんの「自動思考」です。ちなみにDさんの自動思考にはおそらく、「自分には能力がない」といった「スキーマ」が影響していると考えられます。

認知行動療法では、まずは把握しやすい自動思考にはたらきかけます。そしてその自動思考をはね返す別の考え方（反証）を出し、バランスのとれた考え方に変えていくのです。繰り返し自動思考を検討していくと、自動思考に影響するスキーマが見えてきますので、必要があれば次の段階でスキーマにもはたらきかけていきます。

2-3

気分と認知の区別について

認知行動療法のなかでは、〈気分〉は「1つの言葉（one word）で表されるもの」であり、「感情」と言うこともできます。〈気分〉の例としては上の表のようなものを挙げることができますが、他にもさまざまな〈気分〉があるでしょう。

〈気分〉の例

不安	憂うつ	悲しい	怖い
つらい	恥	がっかり	あきらめ
罪悪感	おもしろい	不満	パニック
楽しい	いらいら	落ち込み	うんざり
安心	爽快	うれしい	心配
絶望感	びっくり	やるせない	さわやか

アセスメントをしようと思い患者さんと話していると、〈気分〉と〈認知〉が混然となって表現されるため、何が〈気分〉で何が〈認知〉なのかよくわからなくなる、ということが起こります。そこで、ここではその区別の仕方を解説したいと思います。

〈気分〉が「1つの言葉(one word)で表さ

れるもの」なのに対して、**〈認知〉は「文章で表されるもの」**になります。その観点で分けてみると、〈気分〉と〈認知〉が混在している会話も、次のように整理することができます。

〈認知〉と〈気分〉の区別

「こんなことくらいできて当たり前なのにできなくて　← 認知

落ち込んだわ。　← 気分

私は主婦失格よね」　← 認知

なぜ、あえて分ける必要があるのかというと、あとで述べるように、**認知行動療法で直接アプローチするのは〈認知〉だから**です。〈認知〉に適切にはたらきかけるためには、どのような見方、考え方、とらえ方をしているのかという部分＝〈認知〉をきちんと把握しておくことが必要になるのです。

認知行動療法では「構造化」が重要

構造化とは

構造化とは、面接の回数、期間、日時、目標、実施する内容、時間配分などを段階的に設定することです。1つのクールの面接開始から終了まで、そして各回の面接の開始から終了までを、これらの視点に沿ってざっと決めておく必要があります。

構造化の利点

次頁の図に示すように、認知行動療法では開始から終了までの全体はもとより、1回ずつの面接の開始から終了までを構造化します。その点が、精神科でよく行われている「支持的精神療法」と異なるところです。

支持的精神療法では、特に明確なテーマを決めず、患者さんに対して受容的な態度で接し、傾聴や共感、励まし、助言などを行います。ふだん皆さんが患者さんと面接で話し合いをするときは、話す内容は決めていても、話し合いの開始から終わりまでに何をどんな順番でどれくらいの時間をかけて話すかまでは決めていないことが多いと思います。

しかし認知行動療法では構造化を重視します。その理由は、構造化をすると患者さんとの間で共有する目標がぶれなくなり、協同作業がしやすくなるからです。そして患者さんのかかえる問題や課題の解決が短期間で実現しやすくなるからです。

それにより、面接のたびに患者さん、看護師共に達成感を得られやすく、動機づけが維持しやす

認知行動療法での構造化とは

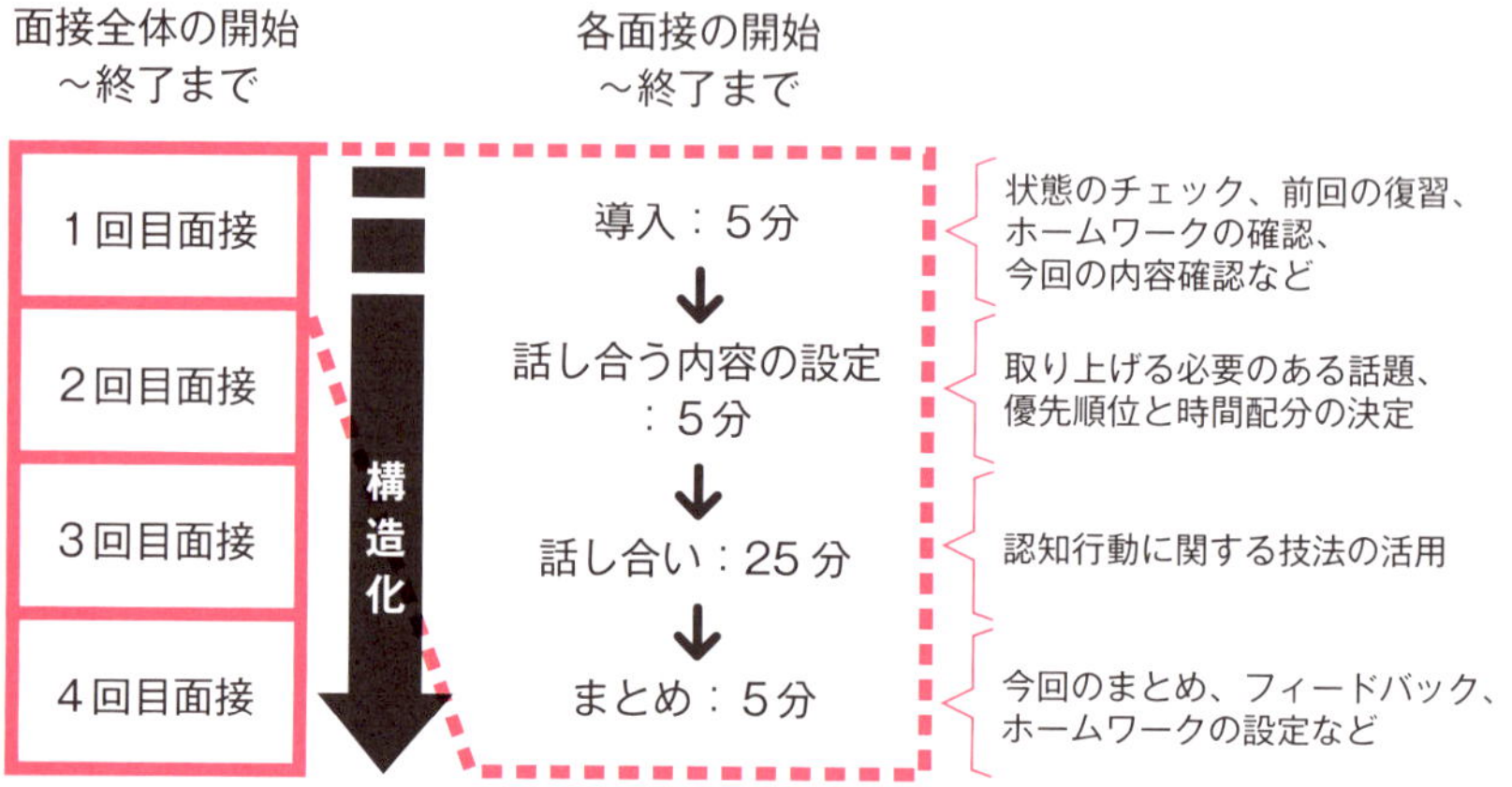

くなります。その意味で、構造化は認知行動療法では不可欠なプロセスといえます。

さらに、構造化した枠組みで物事の解決をはかることは、患者さんへの教育的効果もあります。というのは、実際の生活のうえでは、限りある時間やエネルギーをうまく配分し、物事を解決していかなければならないからです。患者さんは、構造化された面接を繰り返すことによって、そのプロセスや得られる成果、達成感などを実地に体得しますので、実生活にも構造化の視点を活かせるようになっていきます。

ただ、患者さんの状態、あるいは構造化した内容が患者さんにとって効果がないと考えられる場合は、途中で話し合いをもち、再度構造化し直すことがあります。一度構造化したら変えられないと固く考えるのではなく、臨機応変に対応していく柔軟さももち合わせている必要があります。

認知行動療法1クールの構造化例

ステージ	セッション	目的	アジェンダ	使用ツール・配布物
1	1－2	症例を理解する 心理教育と動機づけ 認知療法へsocialization	症状・経過・発達歴などの問診 うつ病、認知モデル、治療構造の心理教育	うつ病とは 認知行動療法とは
2	3－4	症例の概念化 治療目標の設定 患者を活性化する	治療目標（患者の期待）を話し合う 治療目標についての話し合い 活動スケジュール表など	問題リスト 活動記録表
3	5－6	気分・自動思考の同定	3つのコラム	コラム法 （考えを切り替えましょう）
4	7－12	自動思考の検証 （対人関係の解決） （問題解決技法）	コラム法 （オプション：人間関係を改善する） （オプション：問題解決）	バランス思考のコツ 認知のかたよりとは 人間関係モジュール 問題解決モジュール
5	13－14	スキーマの同定	上記の継続 スキーマについての話し合い	「心の法則」とは 心の法則リスト
6	15－16	終結と再発予防	治療のふりかえり 再発予防 ブースター・セッションの準備 治療期間延長について決定する	治療を終了するにあたって

厚生労働省『うつ病の認知療法・認知行動療法（治療者用マニュアル）』より引用

導入から終了までの期間・回数・時間

認知行動療法は、比較的短期間で終了できる心理療法といわれていますが、対象者や目標設定の仕方などによっては期間が長くかかったり、回数を要する場合もあります。たとえばパーソナリティ障害の方たちが、自分の考え方の源泉（スキーマ）に触れるような作業を行っていく場合には、それなりの期間・回数とエネルギーが必要となります。

比較的短期間で終了するのは、併存症をもたないうつ病や不安障害であるといわれています。厚生労働省から出された❶『うつ病の認知療法・認知行動療法（治療者用マニュアル）』には、「1週間に1回、セッション回数16回、16週間で1クール、1回の面接は30分以上」という内容が指標として提示されています（前頁参照）。

読者の皆さんがご自分でなさる場合はこのマニュアルを参考にしつつ、施設の事情、患者さんの状況なども考えて工夫されればよいと思います。

なお、私は2010年4月から、上記のマニュアルを、その作成者らと共に看護師実施用に改変する作業に携わりました。現在は、それを看護師さんに使用してもらった場合の認知行動療法の効果研究に取り組んでいます。改変したマニュアルでは、「1週間に1回、セッション回数12回、12週間で1クール、1回の面接は30〜40分」としています。

❶ 厚生労働省『うつ病の認知療法・認知行動療法（治療者用マニュアル）』
http://www.mhlw.go.jp/bunya/shougaihoken/kokoro/dl/01.pdf

第3章

看護計画を立てる

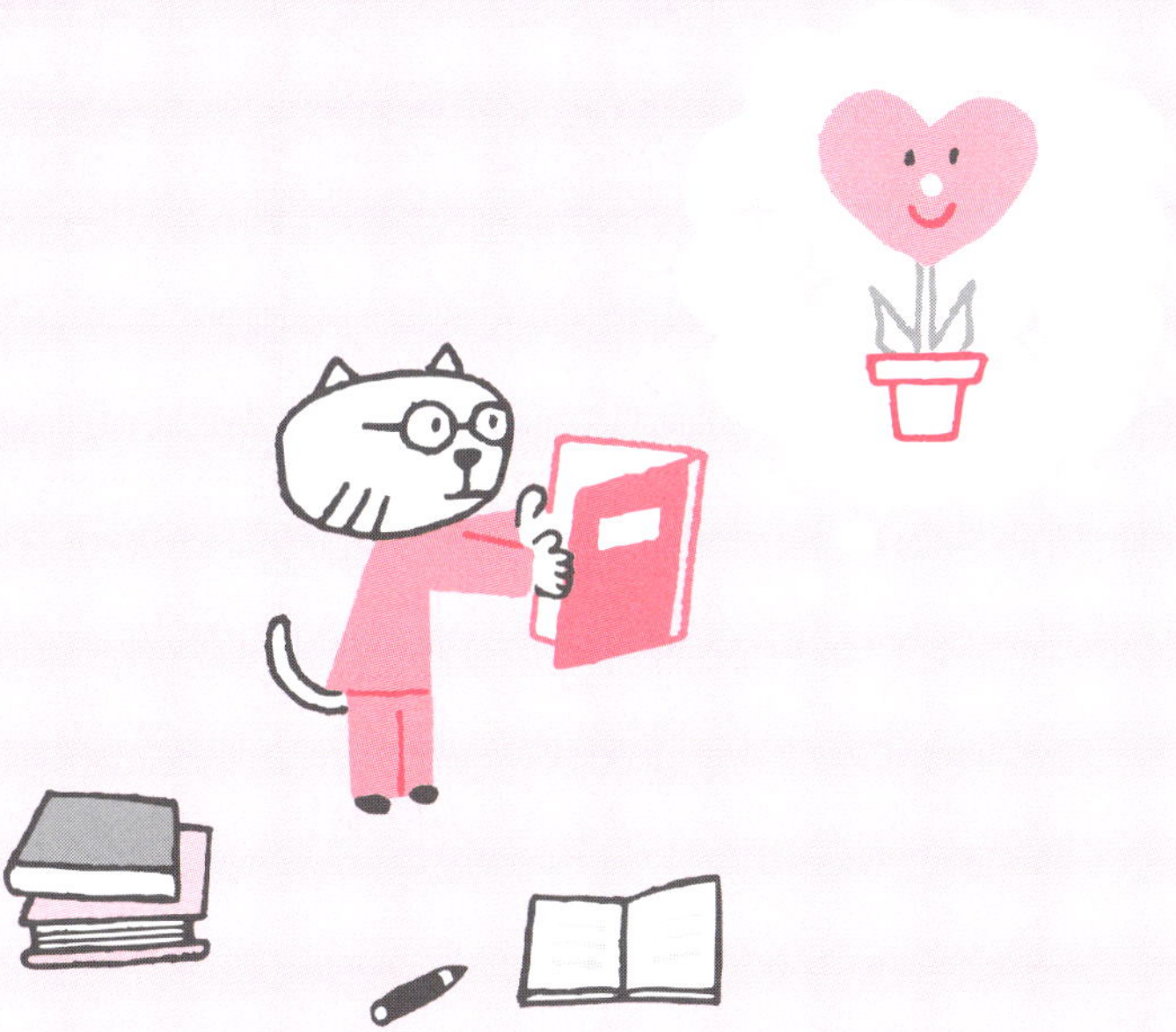

3-1

問題・課題を整理する

患者さんとともにアセスメントした結果、見えてきた問題・課題を整理し、看護計画を立てます。

アセスメントの段階で、患者さんは、〈環境(状況)〉〈認知〉〈気分〉〈行動〉〈身体〉の状態が悪循環をきたしていることに気づけています。そこで、その問題・課題を87頁に示す「目標設定・計画立案シート」に言語化します。

言語化するときは、問題を「悪循環」のように大きくとらえて書くのではなく、そのなかに含まれる**具体的な問題を1つ1つ分けて表現する**ようにします。そのようにすると、問題が見えやすすく、計画も立てやすくなるからです。

次に示すのは、うつ病の花江さんとプライマリーナースのYさんが問題・課題を整理する作業を、面接しながら進めている例です。

問題・課題を整理するための面接例

Y看護師：今日は、これから認知行動療法をどう進めていくか、具体的に目標を立てて、それを達成するための計画を立てようと思いますが、いかがですか？

花江さん：はい、わかりました。

Y看護師：そのためには、❶今花江さんが困っていること、なんとかしたいことを整理しておくことが大切です。そこで、❷先日の面接で話したことを少し振り返りましょうか。（前回作成したアセスメントシートを見ながら）花江さんの場合、〈認知〉、つまり考え方の部分で、悪い方向の考えがふっと頭に浮かんできて落ち込んだり、つらくなったりするのですよね。この考えを少し別の方向からとらえて、〈気分〉を楽にしたり、〈行動〉を変えたりしていくことが1つの目標になりますよね。それから布団にもぐり込んでしまうという〈行動〉をとることで、より〈気分〉が落ち込んだり、悪い方向の〈認知〉がますます強くなることがありましたよね。だから、その〈行動〉そのものを変えていくこと。これらによって今の悪循環を断ち切るようにするのが認知行動療法だという話をしましたね。

花江さん：はい。そうでした。

この面接で何が行われていたか

❶目標設定の前に、現状の問題・課題を整理する必要があります。

❷そのため、前回の面接の振り返りを行います。前回のことを看護師がまとめて伝えたり、患者さん自身にまとめて話してもらうのもよいでしょう。

Y看護師：そうしたら、このことをこのシート（87頁の目標設定・計画立案シートを見せながら）に一緒に整理しましょうか。

花江さん：はい、わかりました。今日は私が書いたほうがいいですか？

Y看護師：そうですね。それでは花江さんに書いてもらいますね。先ほどもお話ししましたが、❸花江さんは今、どんなことに困っているのでしたっけ？

花江さん：物事をつい悪く考えてしまって、落ち込んだり、つらくなったりしてしまうことですね。

Y看護師：そうでしたね。❹物事というと、具体的には？

花江さん：夫から息子や姑の様子を電話で聞いたりとか、あと息子が最近、これまでになく悪い態度をとることがあって、それを考えると落ち込みます。

Y看護師：なるほど。そういう状況のときについ悪い方向に考えてしまうのですね？❺その悪い方向の考えの中身をもう少し具体的に言うと？

花江さん：「もう私なんて必要ないんだな」とか「私のせいでこうなったんだ」などですね。

Y看護師：それではそれを書き出しましょう。「問題・課題の整理」のところに「夫から息子や姑の様子を電話で聞いたとき」や、「息子の態度の悪さを見たとき」に、つい「もう私なんて必要ないんだな」「私のせい

❸❹❺花江さんが記載できるように、困っていることを具体的に質問します。ここで具体的に記載できると、次の目標設定がしやすくなります。

でこうなったんだ」と考えて、つらくなったり、落ち込んだりする、ということですね？

花江さん：はい。（「問題・課題の整理」の欄に、Y看護師の言ったとおりに書き込む）

Y看護師：❻こういう感じで具体的に問題を整理できるといいですね。❼あとは、どうですか？

花江さん：そういうふうに考えると、布団のなかにもぐり込んでしまい、そのまま起きられないことですね。

Y看護師：そうでしたね。❽食事も食べられなくなってしまうのでしたよね？

花江さん：そうです。それでますます「自分はだめだ」って思ってしまうんです。

Y看護師：そうですね。❾それを整理すると、まず悪い方向の考えが浮かぶことで、布団にもぐり込んでしまい、そのまま起きられなかったり、食事が食べられないことが1つ問題になりそうですね。

花江さん：そうです。悪い考えが浮かぶと、布団にまたもぐり込んだり、食事が食べられなくなることですね。それを書きます。（花江さんが書き込む）

Y看護師：それから、あとはどうですか？

❻具体的に表現することを推奨しています。

❼その他の困りごとについてもたずねます。

❽花江さんから出てこない事柄については、看護師から出すようにして確かめます。

❾この場合、花江さんの話を看護師がまとめています。花江さんがこういった作業に慣れてきたら、花江さん自身でまとめるように促すとよいでしょう。

花江さん：それと、そうやって布団にもぐり込んで寝てしまったり、食事を食べられないことで、ますます「自分はだめだ」って思ってしまうことです。

Y看護師：そうしたらそれも書き込みましょう。

花江さん：はい。（花江さんが書き込む）

Y看護師：今、⑩花江さんの困っていることを1つずつ分けて具体的に整理しましたが、花江さん自身気づくこととか、まだ足りないことはありませんか？

花江さん：この悪循環を繰り返していることが問題だと思います。そこから抜けられないことです。

Y看護師：⑪そうでしたね。よく気づきましたね。そこが一番の大きな困りごとでしたね。それを最後のところに書きましょうか。

花江さん：はい、（書き込みながら）「これらの悪循環を繰り返していて、そこから抜けられない」、ですよね？

Y看護師：そうですね。⑫こうやって整理してみましたが、花江さんが今困っていることというのは、これでだいたい合っていますか？

花江さん：はい、大丈夫です。

⑩ある程度シートに整理できたので、整理した内容について花江さんがどんなことに気づいたか、また、出ていない問題がないかどうかを確認します。いったん書いてながめてみると、それまで気づかなかったことが見えやすくなります。

⑪花江さん自身で気づけたことを支持しています。

⑫最後に出てきた事柄も加えて、最終的にこれでよいかどうかを確認しています。

＊患者さんが疲れている様子が見えたら、「問題・課題の整理」まででいったん終了し、「目標の設定」以降の項目は次回にしたほうがよいでしょう。

花江さんの目標設定・計画立案シート（途中）

○ 年　○ 月　○ 日（ ○ 曜日）

＜問題・課題の整理＞現在困っていること、改善したいことを書き出す ①夫から息子や姑の様子を電話で聞いたとき、息子の態度の悪さを見たときに、つい「もう私なんて必要ないんだな」「私のせいでこうなったんだ」と考えて、つらくなったり、落ち込んだりする ②悪い考えが浮かぶと、布団にまたもぐり込んだり、食事が食べられなくなる ③布団にもぐり込んで寝てしまったり、食事を食べられないことで、ますます「自分はだめだ」と思ってしまう ④これらの悪循環を繰り返していて、そこから抜けられない
＜目標の設定＞現実的で、達成可能なものを挙げる 短期目標： 長期目標：
＜認知行動療法の実施計画の立案＞実施がイメージできるようなプランにする ・日時 ・時間 ・期間 ・回数 ・場所 ・実施すること ・効果を測る方法
備考

3-2 目標を設定する

次は目標の設定です。長期目標は「退院までに」「3か月後」のように長期的なスパンで目指すもので、短期目標は、「2～3週間」を目処に達成できるものです。ですので、まずは長期目標を想定してから、それに向けた短期目標を立てるとよいでしょう。

患者さんが自分の問題にとらわれて混乱している場合、漠然とした、大きな目標を挙げる傾向があります。けれども漠然とした目標は達成できない可能性が高く、問題・課題に対するコントロール感をさらに失い、悪循環に陥ることになります。ここで大切なのは、**漠然とした目標を、患者さんが少し努力すれば達成できるくらいの具体的な目標に変換すること**です。そして、1つクリアしたら次へ、というように目標を順次設定していきます。そこまで具体的な目標にするには患者さんとよく話し合う必要があります。

たとえば、短期目標としてはこんなものが考えられます。

「○○という考えが浮かんだときに、△△と自分に問いかけてみる」「これから1週間のうち、何日くらい眠れないのか調べる」「夫に○○を頼まれたとき、△△と返答する」

これくらいの具体性があれば、達成する可能性が高まるでしょう。

目標の表現方法ですが、さきほどの例のように、患者さんを主語に、「(患者さんが)～できるようになる」のような形にします。

ひき続き、うつ病の花江さんの面接例を見てみましょう。

目標を設定するための面接例

Y看護師：そうしたら、次の「目標の設定」に進みますね。❶まず、どこから取りかかるかということですが、花江さんはどこの部分について問題を感じていて、目標を設定したほうがいいと思いますか？

花江さん：やはり④に書いた悪循環ですね。これをなんとかしたいです。

Y看護師：そうですよね。❷花江さんにとってはこれが一番なんとかしたいことですよね。❸でも、この「悪循環から抜け出る」というのは大きな事柄で、具体的にはどうしたらいいのかというのがなかなかみつけられないと思うので、その前に①②③に挙げた3つの問題を考えていきたいと思うのですが、どうですか？　①②③に対処できれば、④の悪循環が解決できる可能性が高くなるように思うのですが、花江さんはどう思いますか？

花江さん：そうですね。そう思います。

Y看護師：そうしたら、❹この3つの問題のほうからまず取り組んでみましょう。そのあと④の悪循環がどうなるか、見てみましょうね。

この面接で何が行われていたか

❶まず花江さんに、優先順位をどう考えているかをたずねています。認知行動療法ではこのように、あらゆる場面で患者さんの考えを聞きながら進めていくことが大切です。

❷花江さんの考えをまずいったん受け止めます。

❸しかし悪循環は問題が大きく、すぐに解決するのは難しいため、看護師自身の考えを伝えて花江さんの反応を見るようにしています。

❹より具体的なほうから取り組み、そのあとに花江さんにとって最も気がかりな事柄がどう変化するかを見ようと提案しています。

花江さん：わかりました。

Y看護師：そうしたら、❺目標の設定の仕方ですが、長期的な目標と短期的な目標に分けて記したいと思います。短期的な目標は、できるだけこの2～3週間を目処に達成できる小さな目標を立てるほうが、実行できる可能性が高くなると思います。

花江さん：わかりました。

Y看護師：長期的な目標ですが、花江さんは、❻いつごろまでに、どんな感じになっているとよいと思っていますか？

花江さん：そうですね。退院するまでに少しでも改善していたらいいと思うのですが。

Y看護師：そうですね。確か、この間の四者面談で話したときには、そろそろ外泊をして、1か月半後くらいに退院という話になりましたね。

花江さん：はい、そうですね。それくらいに退院したいです。

Y看護師：そうしたら、❼「退院まで」を長期的な目標期間にしてはどうでしょう。外泊は、来週末からでしたよね？

花江さん：そうです。外泊するのは息子にも会えるので、うれしいのですが、また調子を悪くするのではと心配です。

Y看護師：それは、先日問題として挙げた、悪い方向の考えが浮かんできてつらくなって、それで布団にもぐり込むという悪循環のことですか？

❺目標の設定について、短期・長期のものに分けることを花江さんに説明しています。

❻花江さん自身が、目標と達成時期についてどう考えているかをたずねています。

❼長期的な目標達成の時期を「退院まで」にすることを確認しています。

花江さん：そうなんです。それで帰っても結局何もできずに、家族に迷惑をかけることになると思うのです。

Y看護師：そうですか。今の話のなかで出てきた、「また調子を悪くするのではないか」「帰っても結局何もできずに、それで家族に迷惑をかけることになる」というのも、悪い方向の考え方ですよね。そう考えると、どういう気分になるのですか？

花江さん：つらくなりますね。

Y看護師：そうですね。❽これは問題①と同じようなことですね。外泊に関しても悲観的なことを予測してつらくなってしまうのですね。

花江さん：はい。そうです。

Y看護師：❾花江さんとしては、そういう考えが浮かんだとき、どうなるとよいと思いますか？

花江さん：そうですね。今はつらくなってしまうのですが、できればつらくならないように、でも、もしつらくなっても、そこから抜け出せればよいです。

Y看護師：なるほど。❿いいですね。つらくならないようにするというよりも、つらくなってもそこから抜け出せるようにすることのほうが、取り組みやすいと思います。それを1つ、目標として設定するのもよいかもしれません。

❽「外泊」という別のトピックに関しても、同じように悪い方向の考えが浮かんできてつらくなるという話になったので、いろいろなところで同様のことが起きていることを確認しています。

❾花江さんがどうなるとよいと思っているのか、具体的な目標設定につながる質問をしています。

❿まず花江さんの考えを支持しています。その後、「つらくならないようにする」のではなく、「つらくなっても自分でつらさから抜け出せる」ほうが実現可能性が高いので、それを目標に設定することを提案しています。

花江さん：なるほど。そうしてみようと思います。（「長期目標の設定」の項目に「考えによってつらくなっても、自分でつらさから抜け出せる」と記入）

Y看護師：いいですね。

花江さん：これを、今度の外泊までに達成するのは難しいでしょうか……。

Y看護師：⑪今度の外泊というと来週末ですよね？　あと1週間くらいですから、ちょっとハードルが高いかもしれませんね。花江さんはこのことで長い間苦しんできたのですから、対処できるようになるのも少し時間がかかると思いますよ。

花江さん：そうですね……。確かに、簡単にできないからこれまで苦しんできたのだと思います。そうしたらやっぱり、退院（1か月半後）までの目標ですね。

Y看護師：それがいいと思います。⑫それを退院までの長期目標として挙げましょう。あと、⑬それ以外にも目標としたいことがありますか？

花江さん：布団にもぐり込んだり、食事が食べられない状況になっても、やはりそこから這い上がりたいですね。いつまでもそのままの状態でいるのではなくて……。

Y看護師：そうですね。⑭それらは〈行動〉に当たりますね。悪い方向に考えるという〈認知〉とこの〈行動〉は関連し合っていますから、〈行動〉が変わることで〈認知〉も変わってきます。ですから、同時に取り組

⑪花江さんから「外泊までに」という達成時期が出てきましたが、それについては達成が難しいと思われることを理由と共に説明しています。

⑫最終的に「退院まで」という期間を花江さんと調整しています。

⑬それ以外に挙げられる目標があるかをたずねています。

⑭花江さんから出てきた目標が〈行動〉に関するものでした。〈認知〉と〈行動〉はつながっているので、一緒に取り組むよう勧めています。

むのはいいと思います。

花江さん：そうしたら、もうひとつの長期目標として、「布団にもぐり込んだり、食事が食べられない状況になっても、そこから抜け出す」ということも入れようと思います。

Y看護師：⑮それもいいですね。「抜け出す」というのはもっと具体的にいうと、どんな感じですか？

花江さん：「布団から出る」とか、「食事を食べる」とか……。

Y看護師：⑯なるほど、いいですね。「いったん布団にもぐり込んだり、食事が食べられない状況になっても、自分で工夫して布団から出たり、食事を食べられるようになる」……ですかね？

花江さん：そうですね。そういうことです。

Y看護師：⑰この「工夫して」というところを今後認知行動療法で学ぶことができると思いますよ。

花江さん：わかりました。（「長期目標の設定」の項目に「いったん布団にもぐり込んだり、食事が食べられない状況になっても、自分で工夫して布団から出たり、食事を食べられるようになる」と記入）

Y看護師：そうしたら、それぞれの長期目標に向けて、短期目標を挙げましょう。⑱「①考えによってつらくなっても、自分でつらさから抜け出せる」について、この2週間くらいの間ではまずどんなことを目標にし

⑮いったん受け止めたのち、イメージがしにくいところを具体的に表現してくれるように促しています。

⑯具体的に表現できたことを支持し、うまく目標の表現につながるように文章化した例を提示しています。

⑰認知行動療法でできることを説明しています。そうすると動機づけも高まります。

⑱短期目標について、まず花江さんの考えを聞いています。

アセスメント　看護計画　介入　評価

ましょうか?

花江さん:……そうですね。ちょっと難しいですね。

Y看護師:私から提案があるのですが、⓳考え方をいろんな角度からながめて、別の考え方をみつけていき、気分を楽にする方法があります。「認知再構成法」というのですが、その方法を試してみると、悪いほうの考えが浮かんでも、別の考えをみつけられて、花江さんのつらさが少し楽になるのではないかと思います。それを短期目標にしてやってみるとよいかなと私は思うのですが、どうでしょう?

花江さん:別の考えをみつけられるようになるんですね……。そういうものがあるならやってみたいです。

Y看護師:ぜひ一緒にやりましょう。

(その後、②についても短期目標を立てる)

⓳面接者から方法を提案し、その方法をなぜ推薦するのかという理由も説明しています。

花江さんの目標設定・計画立案シート（途中）

○ 年　○ 月　○ 日（ ○ 曜日）

＜問題・課題の整理＞現在困っていること、改善したいことを書き出す

①夫から息子や姑の様子を電話で聞いたとき、息子の態度の悪さを見たときに、つい「もう私なんて必要ないんだな」「私のせいでこうなったんだ」と考えて、つらくなったり、落ち込んだりする
②悪い考えが浮かぶと、布団にまたもぐり込んだり、食事が食べられなくなる
③布団にもぐり込んで寝てしまったり、食事を食べられないことで、ますます「自分はだめだ」と思ってしまう
④これらの悪循環を繰り返していて、そこから抜けられない

＜目標の設定＞現実的で、達成可能なものを挙げる

短期目標：

①悪いほうの考えが浮かんだとき、別の考えをみつける
②布団から出られる方法を探して、そのなかの１つを試す

長期目標：

①考えによってつらくなっても、自分でつらさから抜け出せる
②いったん布団にもぐり込んだり、食事が食べられない状況になっても、自分で工夫して布団から出たり、食事を食べられるようになる

＜認知行動療法の実施計画の立案＞実施がイメージできるようなプランにする

- 日時
- 時間
- 期間
- 回数
- 場所
- 実施すること
- 効果を測る方法

備考

3-3 計画を立案する

目標が設定できたら、次はそれを達成するために認知行動療法をどのような頻度でどのような内容で行うか、という計画を立てます。

ここで決める項目は、実施する日時、時間、期間、回数、場所、実施する内容、そして効果を測る方法です。

日時、時間、期間、回数、場所は、一定の時間や曜日に固定することが難しければ、患者さんと看護師とで話し合って決めます。患者さんが体調がよい時間帯、外出・外泊、面会などの目標やテーマとしているイベントの前後などを考慮しつつ、看護師の勤務体制ともすり合わせて話し合って決めればよいと思います。場所は、患者さんの病室が個室でない場合は、プライバシー保護のため、面接室などを準備するとよいでしょう。

実施する内容は、患者さんが認知行動療法に慣れていないときは、看護師のほうから〈認知〉〈行動〉へのアプローチ法を提案しながら決めていくとよいでしょう。患者さんが認知行動療法の進め方に慣れてきたら、徐々に患者さんのほうから提案してもらうようにします。

日程も実施する内容も、そのときの患者さんにとって無理のないものを挙げるようにします。早くよくなりたいという焦りがあったり、病識が十分にない患者さんのなかには、自分ができる範囲を超えたことをやろうとする人がいます。そのときは患者さんの思いを聞きながら、無理なくできる内容に調整するようにします。

計画を立案するための面接例

Y看護師：（シートを見ながら）このように目標が挙がりましたね。これらを達成するために今後認知行動療法をどう進めていくか、一緒に計画を立てましょう。

花江さん：わかりました。

Y看護師：❶認知行動療法を行う期間ですが、さきほどまでの話で「退院まで」と決めましたよね。それをこのシートの「期間」というところに書き込みましょうか。まだ退院日は確定していませんが、だいたいの時期を書いておきましょうか。

花江さん：はい。1か月半後という話なので、（期間を記入しながら）○月○日くらいですね。

Y看護師：それでは、そこを目指して、どんなことをやっていくかですね。❷花江さんは、今回認知行動療法は初めてですから、まず私のほうから、これらの目標達成のために実施するとよさそうな方法を提案しようと思いますが、いかがでしょうか？

この面接で何が行われていたか

「計画の立案」では、シートの項目を埋めていきます。ただし、上から順に進める必要はなく、最終的に欄が埋まれば順番にこだわる必要はありません。

❶目標のゴールを確認し、花江さん自身で書き込んでもらいます。

❷❸❹❺❻❼認知行動療法が初めてであったり、まだよく理解できていない患者さんの場合は、

花江さん：はい、ぜひお願いします。

Y看護師：❸ ①の目標のように、悪い方向の考え、つまり〈認知〉が浮かんできて、〈気分〉がつらくなったり落ちこんでしまっても、そこから気持ちを立て直していけるようになるには、さきほど少しお話しした「認知再構成法」という方法がいいと思います。その方法を用いて悪い方向の考え方を見つめていきます。そうしてそれとは違う別の考え方ができないかどうかを検討し、今よりも考え方の幅を広げていけると、つらくなるとか落ち込むという〈気分〉が楽になっていきます。その方法を学んで身につけていくことで、悪い方向の考えが浮かんでつらくなっても、気持ちを立て直すことが可能になります。花江さんはこういう方法についてどう思いますか？

花江さん：ぜひやってみたいですね。つらくなっても気持ちが立て直せるようになるなら学んでみたいです。でも、難しくないですか？

Y看護師：❹ 初めて取り組むのですから、心配になるかもしれません。進め方をもう少し詳しく説明すると、先日アセスメントを行ったとき、〈環境（状況）〉や〈認知〉〈気分〉〈行動〉などを一緒に整理しましたよね。あれと同じように、〈環境（状況）〉に対してどう〈認知〉したか、そのときどんな〈気分〉を体験していたかなどを一緒に整理していきます。大切なのは、そのときの〈認知〉を詳しく記載して、それをいろんな

実施することが浮かばなくて当然ですから、どんな方法を用いるとよいかを看護師のほうから提案し、その概要を大まかに説明していきます。これは心理教育のひとつです。

　また、説明した内容について患者さんがどう思うかを聞くことも大切です。やってみたいという意欲はあるか、説明内容をどう理解したかを確認することができます。不安や心配があれば、それに対応していきます。

視点からながめてみて、それ以外にどんな考え方ができるかを探していくことです。そういうなかで、別の考え方がみつけられるようになります。最初は戸惑うかもしれませんが、繰り返しその方法を行うことで、プロセスが身についていきます。少しずつステップを踏んで、花江さんの様子を見ながら進めていきますので、何か途中で不安や心配なことがあったらいつでも相談してくださいね。進度や進め方は調整することができますから。

花江さん：そうなんですね。わかりました。今の話を聞いてちょっと安心しましたし、その方法に興味もわいてきました。

Y看護師：よかったです。そうしたら、①については「認知再構成法」を使うことにしますか？

花江さん：はい、そうしたいと思います。

Y看護師：5 もうひとつの②の目標については、〈行動〉へのアプローチ法のなかの「問題解決法」があります。それは、いったんは布団のなかにもぐり込んでしまっても、そこから出るにはどうしたらよいか、食事を食べるにはどうしたらよいかを考えて、それを実行し、布団から出られるようになったり、食事がとれるようになるための方法です。

花江さん：そうなりたいですね。これもぜひやってみたいです。

Y看護師：わかりました。そうしたら、このシートの「実施すること」の項

目に、今の2つ、「認知再構成法」と「問題解決法」を記入してくださ
い。それぞれのツールとしては、「自動思考記録表」と、「問題解決策
リスト」「アクションプラン」を使うとよいので、それらも記入しまし
ょう。

花江さん：はい。（記入する）

Y看護師：それと、花江さんは、以前に比べて朝起きられるようになって、
午前中も少し活動できるようになってきたんですよね？

花江さん：はい。今、少しですが、テレビを見たりとか、本も少しずつ読ん
でいます。

Y看護師：よかったです。そうやって行動の広がりが出てきて、よくなって
きていると思いますが、ご主人の話を聞いたりしたときに悪い方向に
考えてしまい、布団から出られなくなるということがあるなど、まだ
活動量が上がったり下がったりを繰り返していますよね。これから退
院に向けて、少しずつ活動量を上げていけるとよいと思うのですが、
花江さんはどう思いますか？

花江さん：私もそう思います。今の状態のままだと退院してからもちゃんと
昼間起きていられるのかとか、家事ができるのかとか、心配です。

Y看護師：そうですよね。❻今後少しずつ活動量を上げていくためには、ま
ず1日、あるいは1週間をとおして、どんなときにどういう活動をし

ているのかを調べて、それをもとに活動の範囲を広げるとよいのではないかと思います。そういう方法を「行動活性化」といいますが、この方法のためには「活動記録表」というものを自分でつけていきます。それを、この認知行動療法の面接と並行してやっていくとよいように思うのですが、それについて花江さんはどう思いますか？

花江さん：やってみたいと思います。どういう感じのものですか？

Y看護師：7（活動記録表を見せながら）こういう欄のなかに、実際にやったことを書くのです。そのとき、観察する〈気分〉——たとえば「やる気」という〈気分〉——を決めて、その程度を、たとえば10％のようにカッコのなかに書きます。これを毎日書くのが大変だったら、1日おきなどでも大丈夫ですよ。

花江さん：わかりました。それくらいの頻度で書くのだったらやれそうな気がします。

Y看護師：そうしたら、「実施すること」のところに「行動活性化」と「活動記録表」も書き込みましょう。

花江さん：はい。（書き込む）

Y看護師：活動記録表の作成は、さっそく今日からはじめてもらうとよいと思います。認知再構成法と問題解決法は、どちらからはじめてもいいのですが、花江さんの場合、悪い方向の考えが浮かぶことでつらくなるという体験がよくあり、それを少しでも改善したいという思いが強くあると思いますので、⑧まずは認知再構成法に取り組み、並行して、活動記録表を見ていきましょうか？

花江さん：はい。私もまず考えをなんとかしたいので、そういう進め方でやりたいと思います。

Y看護師：わかりました。⑨実際にこれから行っていく日や時間、回数ですが、退院までに1か月半ありますので、1週間に1回のペースだと6回くらいになりますね。あと、外泊の前後は気分が動揺しやすいですから実施したほうがよいと思います。それを合計すると、約10回実施することになると思います。まず、次回はいつにしましょうか？　花江さんはこの1週間のうち、いつが都合がよいですか？　自分の調子がいい時間帯や、面会予定などとも合わせて考えてみてください。

花江さん：午後の3時くらいがよいです。あと、×月×日に主人が面会に来るので、それ以外だったら大丈夫です。

Y看護師：⑩では、○月○日の午後3時にしましょう。その後は、私の勤務予定とも合わせると、○月は○日と、○日、○日……とで午後3時から10回実施できますが、花江さんの都合はいかがですか？

花江さん：はい、特に何も入っていませんから、大丈夫です。（日時を書き込む）

⑧今回のように、「実施すること」が複数ある場合は、どのように進行していくかも提案するとよいでしょう。

⑨⑩⑪⑫⑬⑭⑮その後、期間、日時、時間、場所、効果を測る方法、毎回の面接の進め方などを決めます。看護師サイドから提案をしますが、それに対しても患者さんがどう考えるかを確かめながら進めていくようにします。

Y看護師：⑪1回に30～40分くらい時間が必要ですが、これについてはどうですか？

花江さん：はい、問題ないです。（時間などを書き込む）

Y看護師：⑫それから、ホームワークを毎回出しますので、面接以外でも学習してもらい、補っていこうと思います。

花江さん：はい、大丈夫です。

Y看護師：⑬場所は、今のこの面接室がよいと思いますが、どうでしょうか？

花江さん：はい、それで大丈夫です。

Y看護師：あとは、⑭今回認知行動療法を行ったことで、花江さんにどんな変化があるかを調べることが大切です。今日も回答してもらった「うつの重症度を測る尺度」や「考え方の変化などをみる尺度」（208頁）などを、毎回面接前に回答してもらおうと思いますが、いかがですか？

花江さん：はい、わかりました。（Y看護師から尺度の名前などを聞き、記入する）

Y看護師：最後に、⑮毎回の面接の進め方についてお話ししておきますね。認知行動療法では面接の流れを大まかに決めておくのが特徴です。まずは花江さんのそのときの状態を確かめて、宿題の確認をする「導入」部分があり、次にその日話し合う話題やその日の作業を「決める」部分、そして実際の話し合いや作業を「行う」部分があります。最後にその回を振り返り、ホームワークを決める「まとめ」の部分で終わりになります。こういう流れについてどう思いますか?

花江さん：わかりました。でも毎回このとおりにできるかどうか心配ですね。調子が悪いときとかもありますし……。

Y看護師：⑯そうですよね。もちろん花江さんのそのときの調子に合わせて時間を短くも変更できますし、このとおりに進まなくても大丈夫です。目標とはあまり関係のない話でも、花江さんにとって大切なお話だったらすることはできますよ。

花江さん：そうですか。安心しました。

⑯花江さんの心配なところについては、きちんと説明して不安を軽減することが大切です。

*このあと、まとめとしてセッションをフィードバックし、ホームワークとしての「活動記録表」の書き方を提示して終了します。

花江さんの目標設定・計画立案シート

○ 年　○ 月　○ 日（ ○ 曜日）

①夫から息子や姑の様子を電話で聞いたとき、息子の態度の悪さを見たときに、つい「もう私なんて必要ないんだな」「私のせいでこうなったんだ」と考えて、つらくなったり、落ち込んだりする
②悪い考えが浮かぶと、布団にまたもぐり込んだり、食事が食べられなくなる
③布団にもぐり込んで寝てしまったり、食事を食べられないことで、ますます「自分はだめだ」って思ってしまう
④これらの悪循環を繰り返していて、そこから抜けられない

＜目標の設定＞現実的で、達成可能なものを挙げる

短期目標：
①悪いほうの考えが浮かんだとき、別の考えをみつける
②布団から出られる方法を探して、そのなかの1つを試す

長期目標：
①考えによってつらくなっても、自分でつらさから抜け出せる
②いったん布団にもぐり込んだり、食事が食べられない状況になっても、自分で工夫して布団から出たり、食事を食べられるようになる

＜認知行動療法の実施計画の立案＞実施がイメージできるようなプランにする

・**日時**　次回○月○日の午後3時
　　それ以降、○月○日、○日……　午後3時
・**時間**　30 ~ 40分
・**期間**　退院まで　○月○日
・**回数**　10回
・**場所**　面接室
・**実施すること**　認知再構成法ー自動思考記録表
　　問題解決法ー問題解決策リスト、アクションプラン
　　行動活性化ー活動記録表
・**効果を測る方法**　BDI-Ⅱ、ATQ-R、DAS24-J

備考

ホームワークが大事な理由

いずれ1人で実践していくために

患者さんが自分自身で問題・課題に対処できるようになるためには、面接のなかで認知行動療法を行っているだけでは十分ではありません。患者さんが日常生活のなかで自分で〈認知〉〈行動〉への介入技法を実践し、何度もトライすることが必要です。なぜなら認知行動療法の最終的な目標は、患者さん自身がセルフコントロール力を身につけることにあるからです。看護師が一緒でなければスキルが使えない、というのでは何の意味もありません。

そういったことから、認知行動療法ではホームワークを重視します。実際、ホームワークを実施した患者さんのほうが、そうでない人に比べて認知行動療法の効果が得られやすいといえます。ホームワークは、認知行動療法では積極的に用いる必要不可欠な方法だと認識してください。

ホームワークは、面接ごとに毎回出し、各面接間を橋渡しする役割をもっています。前回の面接で学んだ内容をホームワークにして実生活のなかで試し、そこで学んだことをさらに次の面接で取り上げ、前回とのつながりをつけるようにします。このように面接と面接の間をホームワークでつなげると、面接での学びが実生活につながり、スキルが身につきやすくなります。

患者さんにホームワークの目的を伝える

患者さんにホームワークを提示する前に、まずホームワークはなぜ大事かをきちんと伝えることが大切です。認知・行動のスキルを身につけるためには、実生活で行って初めて自分のものになる

ホームワークの位置づけ

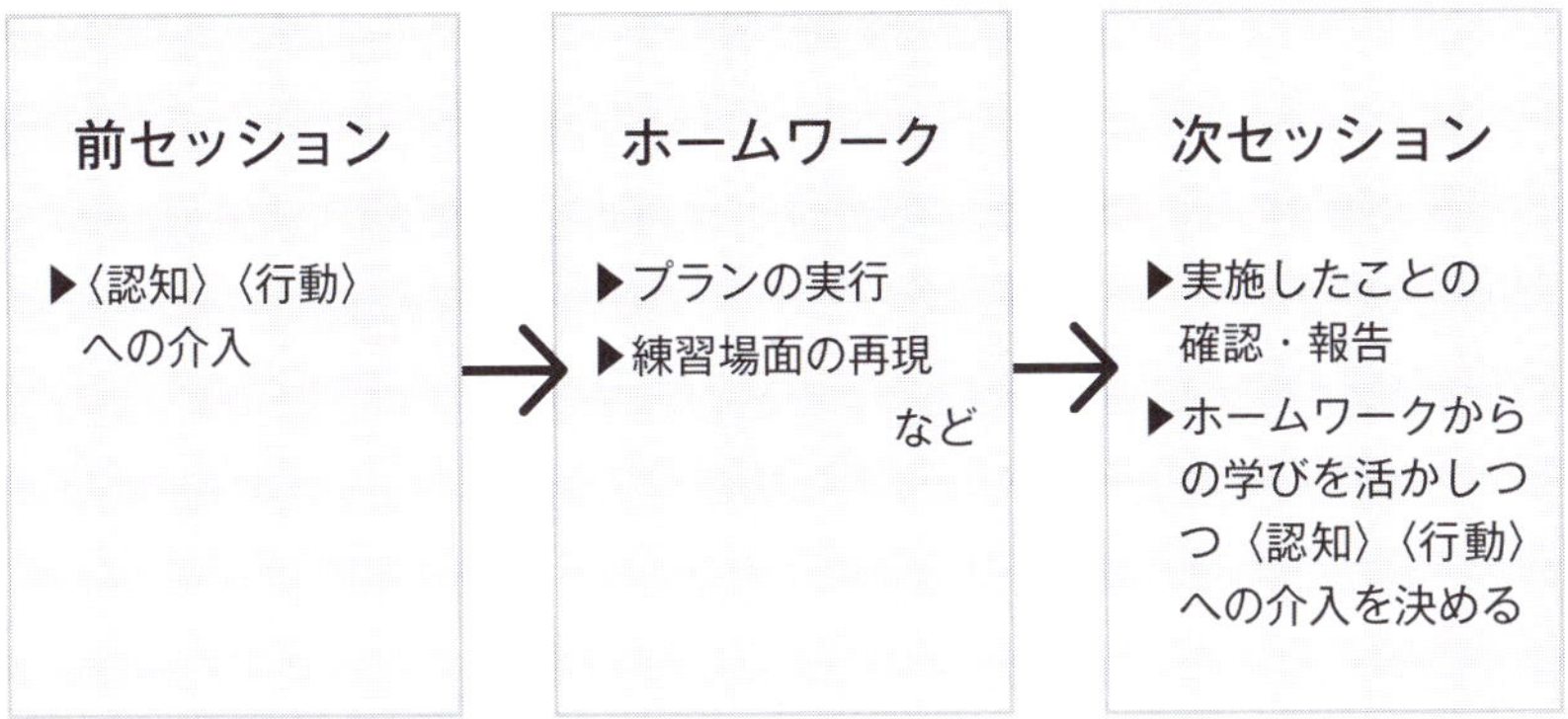

ことを強調するとよいでしょう。

どんな内容をホームワークにするかは患者さんと決めていきます。看護師が「〜をやってきてください」と提示するのではなく、患者さんのその時点での力量を見ながら、「〜が必要だと思いますが、どう思いますか？　ご自身でできそうだと思いますか？」と患者さんの意向も聞きながら決めることが大事です。

ではホームワークにはどんな内容を選べばよいのでしょう。例を108頁の表に挙げました。

実行可能性を高めるために

ホームワークは患者さんにとって必要な内容で、かつ実行可能な範囲のものにとどめることが重要です。集団認知行動療法の場合は一律に出すこともありますが、それでも可能な限り患者さん個々に合ったものを出すようにします。もちろん患者さんの状態が変化すれば、それにも合わせます。

ホームワークの例

- 面接内で学習したテキストの部分を、１日１回読む
- 気分がつらくなったときの認知を書き留める
- つらい気分のときの認知をながめ、〝認知の歪み〞のどれに当てはまるか調べる
- 自動思考をいろいろな角度から見直し、別の考え方ができないかを探る
- 落ち込みが強いときの自動思考記録表を１枚書く
- アクションプランで立てた計画を実行する
- 「達成感」に焦点を当てて活動記録表を１週間つける

１０９頁の表に、実行できるホームワークにするためのコツを示しました。

⑨に「ホームワークの実行を妨げそうな心配事があれば事前に対処法を考える」と書きましたが、たとえば「子どもの世話に時間がとられホームワークができない」などがわかっているときは、「ホームワークをするときは夫に子どもの面倒をみてもらう」のような対処法を事前に考えておくことも実行可能性を高めます。

⑩に「ホームワークについての否定的な認知があれば検討する」と書きましたが、「やっても無駄だ」「どうせやれない」などといった考えがある場合は、なぜそう思うのかを十分に聞き、それらの自動思考をはね返す別の考えを探したり、どうしたらできるようになるかを一緒に考えていくようにします。

これらの点を押さえても、患者さんがホームワークをやってこなかった、あるいはでき

実行できるホームワークにするためのコツ

①ホームワークの必要性・効果を患者さんに説明し、理解してもらう
②患者さんと一緒に設定する
③そのときの患者さんに合ったホームワークを工夫する
④達成できるホームワークを設定する
＊いったん設定したホームワークがどれくらい実行できそうか、0～100%で表現してもらい、90%以上できると思える程度に設定し直す
⑤ホームワークの実施状況を次のセッションで確認する
⑥ホームワークの実施内容をもとにその日のセッションを組み立てる
⑦セッションのなかでホームワークの一部を行い、残りを再度ホームワークにする
⑧ホームワークを忘れないように工夫する（手帳に記載する、など）
⑨ホームワークの実行を妨げそうな心配事があれば事前に対処法を考える
⑩ホームワークについての否定的な認知（ホームワークはやっても無駄だ、など）があれば検討する

なかったときには、その理由を患者さんと一緒に確かめることが大切です。面接中には同意したが本当はやりたくない内容だった、重大な出来事があってホームワークどころではなかったなど、いろいろな理由が考えられます。それらを話し合って確認しながら、その患者さんに合ったホームワークを模索しましょう。このようなプロセスをとおして、患者さんの新たな課題が見えてくることもあります。そのときは、アセスメント、目標の設定などから見直すことが必要になります。

第4章

認知へ介入する

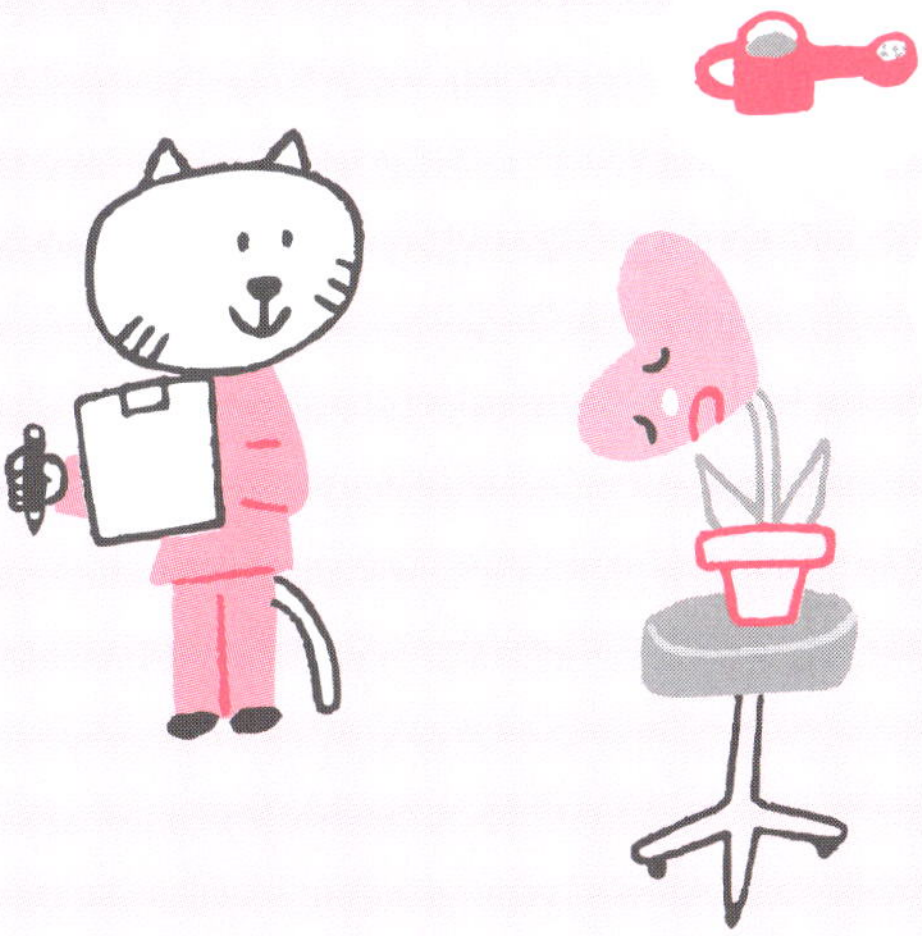

4-1 認知再構成法を使って

ここから〈認知〉へアプローチする方法を学習していきます。

認知へのアプローチ法には、認知再構成法、心理教育、認知的リハーサル、思考停止法、自己教示法、読書療法、スキーマの特定・修正などがありますが、ここでは看護師が臨床で用いやすい認知再構成法を紹介します。

認知再構成法は、認知行動療法においては代表的な認知へのアプローチ法です。これは**ネガティブな考え方〈認知〉の悪循環を断ち切り、さまざまな角度から検討し、バランスのよい新たな考え方を導き出す**ための方法です。たとえば患者さんが極端に悲観的な考え方の悪循環に陥っている場合、その考え方について別の見方ができないか、いろんな視点から見直し、合理的で現実的に考えられるように考え方の幅を広げていくのです。

そして、最終的には〈気分〉〈行動〉〈身体〉の状態の改善をはかっていきます。

当然ながら、認知再構成法に取り組む際には、〈認知〉が他の領域とどう関連しているかを押さえるために、**その前のアセスメントをしっかりと行っておくことが必要**です。

認知再構成法は、次頁の表のような3つのステップを踏んで進みます。

ここでも、うつ病の花江さんの例をもとに解説していきたいと思います。

認知再構成法の３つのステップ

【ステップ１】環境（状況）とそのときの気分、自動思考を特定する。
【ステップ２】自動思考をいろいろな角度からながめ、別の考え方を出す。
【ステップ３】バランスのとれた考え方にまとめ、気分の変化を見る。

外泊から帰ってきた花江さん

外泊を経験した花江さん。面接の際に、「外泊はどうでしたか？」と聞くと、やはり気分が動揺するような出来事があったとのこと。今回は小学生の息子さんについてでした。

ある日、〝礼儀をわきまえない子〟のような振る舞いを他人にするのを見てしまった花江さんは、とっさに悪い方向の考えが浮かんできてつらくなってしまったそうです。

花江さんの長期目標は、「考えによってつらくなっても、自分でつらさから抜け出せる」、また短期目標は「悪いほうの考えが浮かんだとき、別の考えをみつける」でしたので、さっそく認知再構成法によって看護師と一緒にそれを検討してみることにしました。

◉自動思考記録表をつくる

認知再構成法を進めていくには、116頁の自動思考記録表を用います（この表を「コラム」と呼ぶ場合もあります）。

この表を患者さんと看護師の真ん中に置くなどして、一緒に書き込みながら進めていきます。

初めて行うときは、まず看護師がひととおり使い方を説明しながら書き込み、「このように書きましたが、これでよいですか?」と確認しながら進めていくとよいでしょう。慣れてきたら患者さん自身に書き込んでもらうようにします。

◆「①状況」の書き方

第一段階としては、患者さんのかかえている課題や問題に関連して、気分が動揺したり不安定になったときを特定し、それを「①状況」に書いていきます。いつ、どこで、誰が、何を、なぜ、どのようにしたなど、5W1Hを書くつもりで、具体的に整理するようにします。

患者さんによっては「このことは1週間ずっと続いている」とか「1日じゅう気分が落ち込んでいる」と言って、なかなか特定の状況に絞り込めないことがあります。しかし、「1週間」や「1日じゅう」続くことでも、そのなかであえて「ある特定の時点」を切り取るのがポイントです。

必要であれば、「これは、何月何日に起こったことですか」「このとき、○○さんはどこにいたのですか?」「実際にはどう言ったのですか」のように詳しく話を聞いていきます。聞きながら同時に書き込んでいきますが、**そのときの状況を知らない看護師でもイメージがつくような具体的なレベル**で、患者さんと一緒に書いていくようにします。花江さんの話は次のようでした。

花江さんは、夕方になると比較的身体が動くようになることが多く、この日は珍しく体調もよかったということで、いつもは息子さん1人で行かせる英会話教室に、久しぶりについていくことにしました。少しだけ反抗的になってきた息子さんがよそではどのような態度を見せるのか気になっていたからです。

すると息子さんは、遅刻したにもかかわらず謝らずに教室に入ってしまったとのことで、その様子を見た花江さんはショックを受けたといいます。

そこで「①状況」にその様子を書き入れることにしました。

◆「②気分」の書き方

次に、「②気分」です。気分とは、「1つの言葉（one word）で表されるもの」で「感情」ともいいます。たとえば、「不安」「憂うつ」「落ち込み」「楽しい」「うれしい」などになりますが、患者さんのなかには、このように、気分を1つの言葉で表現することが苦手な人もいます。そのときは75頁で紹介したような、「〈気分〉の例」をたくさん挙げた一覧表を作成しておき、患者さんに、そのときの気分がどれに近いのかを選んでもらうとよいでしょう。

そしてこのように**気分を明確な1つの言葉で表すのと同時に、その気分の強さはどれくらいかを「%」で表してもらいます**。

「%」の値を決める方法ですが、118頁に示すように、たとえば「落ち込み」という気分であれば、過去の自分の経験のなかで、最大に落ち込んだ場合を「100%」、全く落ち込みを感じていない場合を「0%」、中くらいの落ち込みを「50%」と想定し、それを基準にその場面での気分を、「75%」「90%」など具体的な数字にしていくのです。気分を数値で表現しておけば、その後の変化の波が見えやすく、対処しやすくなるからです。

花江さんは息子さんの様子を見たときの自分の気分を、「がっかり（90%）」「いらいら（80%）」「不安（80%）」のように表現しました。

花江さんの自動思考記録表（途中）

①状況	○月○日、午後６時５分。英会話教室の受付。息子の支度が遅く、午後６時開始の英会話教室に遅刻。受付の人に「遅れてすみません」と謝るが、息子は何も言わず、教室に入っていく。
②気分（%）	がっかり（90%）、いらいら（80%）、不安（80%）
③自動思考 （ホットな自動思考に○をつける）	
④理由（根拠）	
⑤自動思考をはね返す考え（反証）	
⑥バランスのとれた考え （適応思考）	
⑦気分（%）	

◆「③自動思考」の書き方

次は「③自動思考」です。自動思考とは、〈認知〉のなかでも気分と同時に頭に瞬間的に浮かぶ「考え」や「イメージ」のことです。

これを患者さんが挙げられずに困っていたら、「〝がっかり〟という気分のとき、どんなことを考えて（あるいはイメージして）いましたか？」「〝がっかり〟という気分のとき、たとえばこんなことが起こるかもしれないとか、恐れていることはありますか？」のような、答えが出しやすくなる質問（ソクラテス式質問法）を投げかけます。

このとき、こちらの質問への答えが「～になるのではないか」のような、疑問形の表現で出てきた場合は、患者さんに「『～ではないか』というのは『～だ』ということですか？」とたずねてみるとよいでしょう。そうして「～である」「～だ」「～に違いない」などと言い切る形に整えるようにします。そのほうが、のちの自動思考の検討が進めやすくなるからです。

そのようにして浮かんだ考えやイメージを、いくつでもいいのでそのまま「③自動思考」の欄に逐語的に書いていきます。そしていくつか挙がったなかから、**「気分を最も動揺させる自動思考」**を1つ選び出し、○をつけます。これを認知行動療法では**「ホットな自動思考」**と呼んでいます。

花江さんは、いくつかの自動思考のなかから「時間に遅れて謝ることもできないなんて、私の育て方が悪かったんだ」をホットな自動思考に選びました。

ここからは、このホットな自動思考に焦点を当てて作業を進めていきます。本当は、患者さんから挙がったすべての自動思考を検討できればそれに越したことはないのですが、気分の改善をでき

◆測り方のコツ！

例）「落ち込み」を測定するとき
　　これまでの自分の経験のなかで、

「最大の落ち込み」と思われる場合　　　100％
「全く落ち込みのない」場合　　　　　　　0％
「中くらいの落ち込み」の場合　　　　　　50％
として考える。

＊45％、75％など、具体的な数字で表す

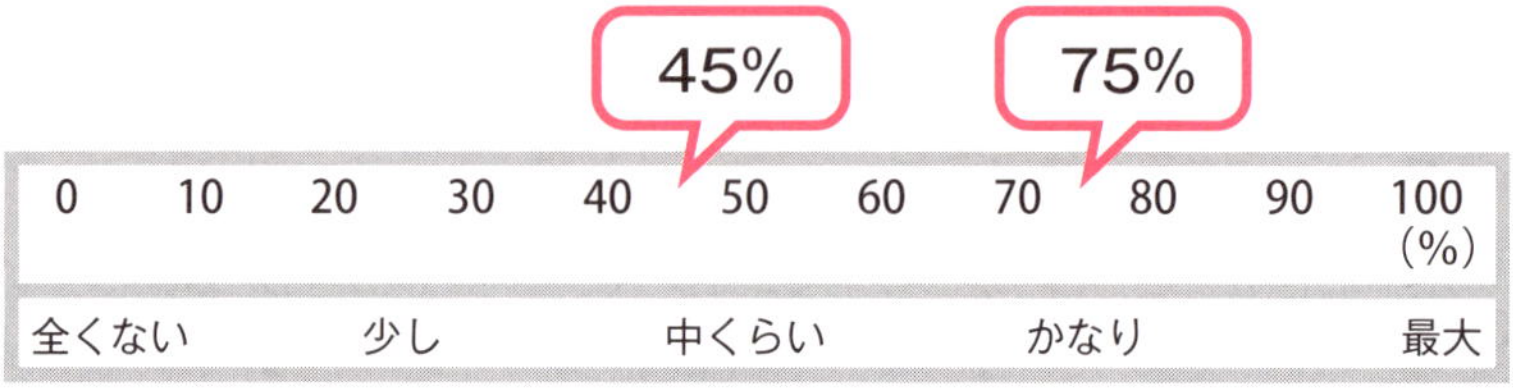

花江さんの自動思考記録表（途中）

②気分（%）	がっかり（90%）、いらいら（80%）、不安（80%）
③自動思考 （ホットな自動思考に○をつける）	・なぜ、いつも間に合うように支度できないのだろう。 ◯・時間に遅れて謝ることもできないなんて、私の育て方が悪かったんだ。 ・この先もずっとこういう態度だったらどうしよう。自分だけでこの子をしつけるのは無理だ。
④理由（根拠）	

るだけ速やかにはかるには、まずは気分に最も大きく影響を与えている自動思考を1つ取り上げ、検討していくことが効果的だからです。

◆書く順番は問いません

自動思考記録表を書くとき、上から順に記入することにこだわる必要はありません。たとえば、患者さんに状況についてたずねても、必ずしも状況だけを整理して話せるとは限らないからです。むしろ、この方法に慣れていなかったり、混乱や動揺が激しい患者さんであるほど、気分や自動思考や状況を混同して話すことが多いと思います。あるいは、いきなり「自動思考をはね返す考え（反証）」が出てくることもあります。

患者さんの話を聞きながら、「今おっしゃった～は、気分ですね」「～という自動思考が浮かんだのですね」のように整理したり、あるいは「すでに自動思考をはね返す、別の考え方ができていますね」などと適度に支持しながら，それぞれの項目に書き込んでいきます。

特に，患者さんが作業に慣れないうちは，何が自動思考で何が気分なのか，うまく整理することは難しいと思います。しかし，のちに自動思考をいろいろな角度からながめ，バランスのとれた考え方を導き出すためには，自動思考と気分をきちんと分けることが必要なので，ここはがんばって，患者さんに何度も確かめながら分けていくようにします。

◆自動思考を意識するとつらくなることがある

ここで1つ覚えておいていただきたいのは，このように**自動思考を意識していく作業中，患者さんがつらくなることがある**ということです。患者さんはつらい状況を思い起こしているのですから，そうなるのも当然かもしれません。そんなときは，「今，ご自身の気分を最も動揺させる自動思考を絞り込もうとしているのですから，○○さんの気分がつらくなるのもわかります」と，共感するようにしましょう。また同時に，この作業を続けるかどうかを確かめ，継続するかどうかを判断します。

継続する場合，少し落ち着いたら「どんなことを考えてつらくなりましたか？」と，そのときの自動思考を取り上げるのもよいでしょう。なぜならそのときつらくなった自動思考こそが，今回の認知行動療法で取り組む問題・課題と関連するものであり，それを浮かびあがらせることは，問題・課題に取り組むチャンスとなるからです。

◆「④理由（根拠）」の書き方

花江さんの自動思考記録表（途中）

③自動思考（ホットな自動思考に○をつける）	・なぜ、いつも間に合うように支度できないのだろう。 ・時間に遅れて謝ることもできないなんて、私の育て方が悪かったんだ。 ・この先もずっとこういう態度だったらどうしよう。自分だけでこの子をしつけるのは無理だ。
④理由（根拠）	・息子は以前遅刻したときも謝らなかった。 ・姑から、「あなたのしつけが甘いのよ」と言われた。
⑤自動思考をはね返す考え（反証）	

ここからは③で○をつけたホットな自動思考をいろいろな角度からながめ、別の考え方を出すことにチャレンジします。

まず、ホットな自動思考が浮かんだ理由（あるいは根拠）を探して書いていきます。いきなり自動思考を別の角度から見直すのではなく、**その自動思考がなぜ浮かんできたのかをまず押さえる**ためです。

自動思考は、生活上のいろいろな場面でふと頭に浮かんできますが、過去のなんらかの経験、実際に見たり聞いたりしたことなどが関係していることが多くあります。そこで、この「④理由」には、患者さん自身の思い込みや解釈を入れずに、実際の経験や数値などの客観的なデータを挙げるようにします。

花江さんは「息子は以前遅刻したときも謝らなかった」という、過去に自分が見た状況、そして「姑から『あなたのしつけが甘いのよ』と言われた」という経験を挙げました。

◆「⑤自動思考をはね返す考え（反証）」の書き方

自動思考が浮かんだ理由を挙げたあと、次に「⑤自動思考をはね返す考え」、すなわち「反証」に取り組みます。患者さんにとってはここが一番難しいところです。なぜなら気分と同時に頭に瞬間的に（自然に）浮かんでくる「考え」や「イメージ」に反した、別の考えを探し出さなければならないからです。そのため、反証を出すにはそれなりの工夫が必要です。

そこで、124頁の表のようなソクラテス式質問を患者さんに投げかけて、反証を導き出すのを助けます。患者さんが第三者の立場で自分を見られるようになったり、過去の経験を思い出せるようになったり、落ち着いて自動思考を見直せるようになることをねらってソクラテス式質問で問うのです。

そのようにして、患者さん自身で別の視点から考えを導き出すことを支援します。「自分で別の見方を探し出せた！」という感覚が、患者さんのセルフコントロール力の向上につながるからです。**質問してすぐに答えが返ってこなかったとしても、看護師から「～とも考えられますよね？」のような口ははさまず、患者さん自身の言葉が出てくるのを待つことが大切**です。そして患者さんから出てきた答えがどのようなものであっても否定せず、その考えのよい点と、そうでない点の両方を一緒に検討していく姿勢が必要です。

この表に挙げた質問は、特に順番があるわけではありませんし、すべて聞かなければいけないわけでもありません。臨機応変にピックアップしてください。また、このとおりに質問する必要はなく、新たに質問をつくってもよいと思います。その患者さんに合った質問の仕方を工夫することが

花江さんの自動思考記録表（途中）

④…根拠）	• 姑から、「あなたのしつけが甘いのよ」と言われた。
⑤自動思考をはね返す考え（反証）	• 遅刻して謝らないのはよくないが、育て方が悪いというのは行きすぎかも。ＰＴＡの集まりでは、「お宅はよく教育している」とほめられたこともある。 • きちんと注意すれば、謝れるようになるのではないか。 • 自分なりに精一杯努力している。自分だけでかかえ込まず、夫からも息子に言ってもらうのはどうか。
⑥バランスのとれた	

大切です。

花江さんも「反証」を出すのに苦労していました。そこで看護師Ｙさんはソクラテス式質問を投げかけることにしました。

花江さんは、自動思考に「私の育て方が悪かったんだ」を挙げています。〝認知の歪み〟（69頁）を紹介しましたが、それを参照していただくと、花江さんの考え方は、「自分自身への関連づけ（個人化）」、つまり「よくない出来事を、さまざまな理由があるにもかかわらず、自分のせいにする」に当てはまることがわかると思います。

そこで、「もし、親しい人（花江さんにとってはＰＴＡの他の親御さん）にこの考えを打ち明けたら、どうアドバイスしてくれるでしょう？」と花江さんに質問をすると、少し考えたあと、「育て方が悪いというのは行きすぎかも」「自分なりに精一杯努力している」など、別の考えが出てきました。また、「ＰＴＡの集まり

自動思考をはね返す考え（反証）を出すためのソクラテス式質問の例

◆患者が第三者の立場に立てるように…

- もし親しい人（家族や友人）が同じようなことで悩んでいたら、どうアドバイスしますか？
- もし親しい人（家族や友人）にこの考えを打ち明けたら、どうアドバイスしてくれますか？

◆患者がこれまでの経験を思い出せるように…

- これまでに似たような体験をしたとき、どんなことを考えたら楽になりましたか？
- これまでに同じような状況になったことはありますか？　そのときはどうなりましたか？　今回と違うところはありますか？　以前の経験のなかで、今役立ちそうなことはありますか？
- 今の状態ではない元気だったとき、同じ状況でどんな見方をしましたか？

◆患者が落ち着いて自動思考を見直せるように…

- この状況のなかで、何か見逃している点はないですか？
- 「自動思考」や「自動思考が浮かんだ理由」に書いた内容で、何か確信がもてない点があれば、それはどんなことですか？
- たとえば5年後に同じような体験をしたら、どう考えますか？
- 自分の力だけではどうしようもないことで自分を責めていませんか？

では、『お宅はよく教育している』とほめられたことがある」など、過去の経験も思い起こすことができました。

すると、「きちんと注意すれば、謝れるようになるのではないか」「自分だけでかかえ込まず、夫からも息子に言ってもらうのはどうか」など、前向きに行動を起こそうとする考えも挙げることができました。

以前、私が集団認知行動療法を行っていた際に、ある患者さんからこう言われたことがあります。『もし、先生（主治医や筆者）だったらこういうときどう考えるだろう』と自分に問いかけると、ぐるぐる回る悲観的な考えから抜け出せるので、何かあるといつもそうしています」。このように、**患者さん1人1人にとって、しっくりくる、別の考えを導きやすい質問の仕方というのがある**のだと思います。日々生じる悲観的な考えの悪循環から患者さん自身で脱することができるようになるために、認知再構成法のプロセスのなかで、このようなしっくりくる質問の仕方を患者さんと一緒にみつけていくとよいでしょう。

◆「⑥バランスのとれた考え（適応思考）」の書き方

次に「⑥バランスのとれた考え（適応思考）」をまとめあげます。

バランスのとれた考えは、「適応思考」とも呼ばれます。これを記入していくときのポイントは、**自動思考が浮かんだ「④理由（根拠）」を無視せず、それをきちんと含めたうえで、「⑤自動思考をはね返す考え（反証）」と結びつけて作成する**という点です。患者さんには「理由と、はね返す考

花江さんの自動思考記録表（途中）

	ず、夫からも息子に言ってもらうのはどうか。
⑥バランスのとれた考え （適応思考）	姑には「しつけが甘い」と言われたことはあるが、逆に、「よく教育している」とほめられることもあるくらい努力もしている。自分だけでかかえ込まず、夫などにも協力してもらい、息子に遅れないように言ってもらおう。 ＊シナリオを書く場合 ＜最悪のシナリオ＞息子はきちんとした大人になれず、自分を責め続ける。 ＜最良のシナリオ＞何も言わなくても息子は謝ることができ、教育の仕方に自信がつく。 ＜現実的なシナリオ＞育て方が悪いというのは行きすぎだ。自分だけでかかえ込まず、夫にも協力してもらえれば息子も謝れるようになるだろう。
⑦気分（%）	

えを合わせてみると、どんな考えになりますか？」などと質問するとよいでしょう。

花江さんの例を見ると、「姑から、『あなたのしつけが甘いのよ』と言われた」（④理由（根拠））を踏まえたうえで、しかし実際には、「ＰＴＡの集まりでは、〝お宅はよく教育している〟とほめられたことがある」（⑤自動思考をはね返す考え（反証））という逆の経験もあったことから、この2つの内容を結びつけて、「姑には『しつけが甘い』と言われたことはあるが、逆に、『よく教育している』とほめられることもあるくらい努力もしている」のように「⑥バランスのとれた考え（適応思考）」を整理しました。

このように、「⑥バランスのとれた考え（適応思考）」を整理したものの、初めはなんとなく自分の考えではないような気がしてしっくりこないことがあるでしょう。そのときは、自動思考が浮かんだ「④理由（根拠）」もきちんと含めて整理しているか、見直してみましょう。

「④理由（根拠）」も踏まえて整理しているものであれば、患者さんは受け入れやすくなるようです。

整理した「⑥バランスのとれた考え（適応思考）」の確信度を0～100％の数値で表してもらうのもよいでしょう。その考えがまだしっくりきていないときは、数値が低くなります。この後〈行動〉へのアプローチを紹介しますが、そのなかの行動実験などをとおして確信度がどのように変化していくかをモニタリングするとよいでしょう。

◆シナリオを書くという方法もある

患者さんが「③自動思考」にとらわれすぎて、いろいろと質問を投げかけてもバランスのとれた考えが出てこない場合もあると思います。そんなときは、「起こり得るシナリオ」を⑥の欄に書いていくという方法もあります。

「最悪のシナリオ」「最良のシナリオ」「現実的なシナリオ」という順で書いていきます。ねらいは「現実的なシナリオ」をみつけていくことにあるわけですが、それをいきなり書こうとしても難しいでしょう。最悪、最良、現実的、の順番で考えていけば浮かびやすくなります。

「最悪のシナリオ」は、自動思考がすべて正しいと仮定した場合、最悪何が起こるかというシナリオです（うつ病の人の場合は最悪のシナリオはすぐに浮かぶと思います）。「最良のシナリオ」はその逆に、最良の場合は何が起こるかというシナリオです。そのあと、「それでは現実的なシナリオとして、どのようなものがあり得るだろうか」というふうに考えていきます。そうやって浮かんだ**「現実的なシナリオ」が、おそらく起こる確率が最も高い、バランスのとれた考えになっているはず**です。

◆「⑦気分」の書き方

最後に、「⑥バランスのとれた考え（適応思考）」を挙げたことで「⑦気分」がどう変化したかを確認します。②で挙げた気分の強さがどう変化したか、また新たに生じた気分があるかどうかを見るのです。

花江さんは、自動思考を検討する前は、「がっかり(90%)、いらいら(80%)、不安(80%)」という気分とその強さでしたが、自動思考を検討したあとは、「がっかり(40%)、いらいら(20%)、不安(30%)」のように、同じ気分でも数値が低くなりました。さらに新たに「安心(70%)」という気分も生じました。自動思考を検討し、バランスのとれた考えがみつかったことで、花江さんの気分は改善されたのです。

◉認知再構成法を身につけるためには工夫が大事

患者さんが**認知再構成法を身につけるためには、繰り返し何度もこの「自動思考記録表」を使う**ことが必要になります。面接のなかで何回か用いたり、次の面接までのホームワークとして患者さん自身に取り組んできてもらうのもよいでしょう。

花江さんの自動思考記録表（完成）

①状況	○月○日、午後６時５分。英会話教室の受付。息子の支度が遅く、午後６時開始の英会話教室に遅刻。受付の人に「遅れてすみません」と謝るが、息子は何も言わず、教室に入っていく。
②気分（%）	がっかり（90%）、いらいら（80%）、不安（80%）
③自動思考 （ホットな自動思考に○をつける）	•なぜ、いつも間に合うように支度できないのだろう。 •時間に遅れて謝ることもできないなんて、私の育て方が悪かったんだ。 •この先もずっとこういう態度だったらどうしよう。自分だけでこの子をしつけるのは無理だ。
④理由（根拠）	•息子は以前遅刻したときも謝らなかった。 •姑から、「あなたのしつけが甘いのよ」と言われた。
⑤自動思考をはね返す考え （反証）	•遅刻して謝らないのはよくないが、育て方が悪いというのは行きすぎかも。ＰＴＡの集まりでは、「お宅はよく教育している」とほめられたこともある。 •きちんと注意すれば、謝れるようになるのではないか。 •自分なりに精一杯努力している。自分だけでかかえ込まず、夫からも息子に言ってもらうのはどうか。
⑥バランスのとれた考え （適応思考）	姑には「しつけが甘い」と言われたことはあるが、逆に、「よく教育している」とほめられることもあるくらい努力もしている。自分だけでかかえ込まず、夫などにも協力してもらい、息子に遅れないように言ってもらおう。 ＊シナリオを書く場合 ＜最悪のシナリオ＞息子はきちんとした大人になれず、自分を責め続ける。 ＜最良のシナリオ＞何も言わなくても息子は謝ることができ、教育の仕方に自信がつく。 ＜現実的なシナリオ＞育て方が悪いというのは行きすぎだ。自分だけでかかえ込まず、夫にも協力してもらえれば息子も謝れるようになるだろう。
⑦気分（%）	がっかり（40%）、いらいら（20%）、不安（30%）、安心（70%）

患者さんのなかには何度かこの作成にトライしたあと、さらに使いやすくするために自分なりの工夫をしている人もいます。たとえば、自動思考記録表から、「④理由（根拠）」と「⑥バランスのとれた考え（適応思考）」の欄を省いて使っている人がいます。「④理由（根拠）」と「⑥バランスのとれた考え（適応思考）」を記入しなくても「⑤自動思考をはね返す考え（反証）」だけで「⑦気分」が改善するのであれば、そのような簡略化はありだと思います。

あるいはつらい状況のときに浮かぶ「③自動思考」をメモに書き留め、折に触れて見ては別の考え方ができないかを検討している、という人もいます。別の人は「⑤自動思考をはね返す考え（反証）」だけをあらかじめメモに書いて持ち歩き、悲観的な自動思考が浮かぶたびにメモを見て自分を励ましている、といいます。

認知行動療法を続けていくためには、このように、患者さん自身が使いやすいフォーマットや方法を工夫していくことも大事です。

4-2 面接の進め方
――うつ病の花江さんが書けなかったホームワークをめぐって

先週から認知再構成法をはじめたうつ病の花江さんですが、面接の最後にホームワークが出ました。それは、今週の外泊中にも悪い方向の考えが浮かんできたら、自動思考記録表を作成するというものです。

今回の面接では、そのホームワークの報告と検討を中心に行うことになりました。

この面接で何が行われていたか

認知再構成法のための面接例

Y看護師：それでは花江さん、ホームワークの報告をお願いします。自動思考記録表を作成していらっしゃったのですよね？

花江さん：そうです。（自動思考記録表を見せながら）こんな感じで書きました。でも「⑤自動思考をはね返す考え（反証）」と、「⑥バランスのとれた考え（適応思考）」のところをうまく挙げることができませんでした。

Y看護師：そうですか。そうしたら、今から話してもらいながら、一緒にやっていきましょう。状況から順番に話してもらえますか？

花江さんの自動思考記録表（途中）

①状況	○月○日。土曜。姑が買い物に一緒に行ってほしいというので、一緒に近所のスーパーに行った。買い物しながら姑が、「なかなか治らないのね。困ったものね」と言った。自分は何も答えられなかった。
②気分（%）	落ち込み（90%）
③自動思考 （ホットな自動思考に○をつける）	• ああ、自分はどうしてこんなに人に迷惑をかけているのだろう。 • 自分はやっぱり役立たずだ。
④理由（根拠）	• 姑から「困ったものね」と言われた。
⑤自動思考をはね返す考え （反証）	• 姑の買い物に付き添うことができた。1つはできることがある。
⑥バランスのとれた考え （適応思考）	
⑦気分（%）	落ち込み（70%）

花江さん：はい。まず、帰宅した土曜に、姑が買い物に一緒に行ってほしいというので一緒に近所のスーパーに行きました。買い物しながら姑が、「なかなか治らないのね。困ったものね」と言ったのです。それに対して私は何も答えられなかったのですが、「ああ、自分はどうしてこんなに人に迷惑をかけているのだろう」「自分はやっぱり役立たずだ」と思ってしまい、すごく落ち込みました。

Y看護師：そうでしたか。お姑さんに「なかなか治らないのね。困ったものね」と言われて、落ち込んでしまったのですね。❶状況については具体的に書けていてよいですね。それで、それは❷何時頃ですか？

花江さん：午後3時ですね。

Y看護師：わかりました。❸場所は〝スーパーのなか〟ということですね？

花江さん：はい。

Y看護師：そうしたら、状況がイメージできるくらい具体的なほうがよいので、それらも書き込みましょう。

花江さん：わかりました。（「午後3時」「スーパーのなか」と書き込む）

Y看護師：そのとき、花江さんは落ち込んでしまったのですね？

花江さん：そうですね。

Y看護師：落ち込みの強さは90％ですね？　けっこう高いですね。

花江さん：はい。すごく落ち込んだんです。

❶❹花江さんの体験した状況と気分、自動思考の内容を確認し、できている点をフィードバックしている部分です。

❷❸イメージしにくいところなどを確かめる質問を入れています。

Y看護師：わかりました。それでそのとき、頭をふっとよぎった考えは……。

花江さん：「ああ、自分はどうしてこんなに人に迷惑をかけているのだろう」とか「自分はやっぱり役立たずだ」ですね。

Y看護師：なるほど。わかりました。ふっとこういう悪い方向の考えが浮かんでしまったのですね？

花江さん：はい。

Y看護師：2つのうち、「自分はやっぱり役立たずだ」に○をつけていますが、より落ち込みに強く影響していた考え、つまりホットな自動思考は、これなのですね？

花江さん：はい、そうですね。

Y看護師：ここまでは❹うまく気分と自動思考も書き込めていますよ。このような書き方でよいですね。❺今話していて、これらのことで何か気づいたことなどはありますか？

花江さん：はい。「自分はやっぱり役立たずだ」と考えると、落ち込みだけではなくて、「絶望感」も感じてきますね。それを書き忘れていました。あと、やはりいつもの悪循環のパターンだなと思って。ここで姑に何も言えなかったことで、余計落ち込んだんです。

Y看護師：なるほど。そうですか。❻自分で書いてみて、そういうパターンに気づけることが大切ですよ。そうしたら、絶望感と、そのときの気

❺確認するなかで、新たに気づいた点はないかを確かめます。そうすることで、「絶望感」という別の気分があったことに気づけたり、悪循環の傾向を再度客観視することもできました。

❻客観的に自分を見られたことについてフィードバックしています。

分の強さも書き込みましょう。そのあと、ホットな自動思考に選んだ「自分はやっぱり役立たずだ」について、これから見ていきましょうね。

花江さん：(「②気分」に「絶望感（80％）」を記入しながら）はい。わかりました。

Y看護師：お姑さんから言われたとき、「自分はやっぱり役立たずだ」とふと考えたということですが、どうしてそういう考えが浮かんだのでしょうね。

花江さん：……たぶん、今、夫が食事の支度をしたり、姑の受診に付き添っているということもあると思います。

Y看護師：わかりました。それもそういう考えが浮かんだ理由のひとつでしょうね。それも書き加えましょう。あとは何かありますか？

花江さん：(「④理由（根拠）」に、「夫が食事の支度をしたり、姑の受診に付き添っている」と記入する）いいえ、これくらいだと思います。

Y看護師：それでは、次は、その考えをはね返すところですね。花江さん自身では、「姑の買い物には付き添うことができた。1つはできることがある」ということが考えられたのですね。

花江さん：はい。これだけですけれど。

Y看護師：1つでも自分で挙げられたことが大切ですよ。どうやってこれを考えたのですか？

❼花江さんが自分でうまく書き込めなかったところについて、改めてソクラテス式質問法を使って一緒に考えています。そうすると、別の理由にも気づくことが可能になります。

❽❾❿自分自身ではね返す考えを挙げられたこと、さらにそれをどうやって挙げたのかを確認することは、花江さん自身が今後認知再構成法を行うために重要です。そこをたずねつつ、支持するようにしています。

アセスメント
看護計画
介入—認知
評価

花江さんの自動思考記録表（途中）

①状況	○月○日。土曜。姑が買い物に一緒に行ってほしいというので、一緒に近所のスーパーに行った。買い物しながら姑が、「なかなか治らないのね。困ったものね」と言った。自分は何も答えられなかった。 午後３時。 スーパーのなか。
②気分（%）	落ち込み（90%） 絶望感（80%）
③自動思考 （ホットな自動思考に○をつける）	• ああ、自分はどうしてこんなに人に迷惑をかけているのだろう。 • 自分はやっぱり役立たずだ。（○）
④理由（根拠）	• 姑から「困ったものね」と言われた。 夫が食事の支度をしたり、姑の受診に付き添っている。
⑤自動思考をはね返す考え （反証）	• 姑の買い物に付き添うことができた。１つはできることがある。
⑥バランスのとれた考え （適応思考）	
⑦気分（%）	落ち込み（70%）

花江さん：前回、「自動思考をはね返すための質問の仕方」を教えていただきましたが、そのなかにあった「もし親しい人が同じことで悩んでいたら、どうアドバイスするか」って考えてみました。

Y看護師：そうですか。⑩それで別の視点からの考えが出せたのですね。それでいいんですよ。これからもそういう感じで進めていってくださいね。

花江さん：わかりました。

Y看護師：⑪そうしたら、他にはね返す考えが出せないかを一緒にやっていきましょう。花江さんは、「親しい人」というと誰を想像したのですか？

花江さん：妹です。妹とは結構仲がよくて、たまに話をしていたのですが、最近は妹が忙しくてあまり話す時間がとれないのですけど。

Y看護師：そうですか。そうしたら⑫妹さんを想像してみてください。もし妹さんと話す時間がとれて、今回の出来事と、そのときに「自分はやっぱり役立たずだ」と考えて落ち込んだことを話したら、妹さんは花江さんになんてアドバイスしてくれると思いますか？

花江さん：そうですね。妹はたぶん、「おねえちゃんはいつも家族のことを先に考えて家事や仕事をやってきたんだから、役に立ってないっていうのはおかしいと思う」と言うと思います。そういえば、妹からはよくそういうことを言われていたと思います。

⑪さらに新たな考え方を出す練習を提案し、その方法を学んでもらうようにしています。

⑫⑮⑲ソクラテス式質問法を用いて質問し、別の考え方を探っています。

Y看護師：そうですか。「いつも家族のことを先に考えて、家事や仕事をやってきた」というのは、妹さんがよく言っていたことなのですね。

花江さん：そうですね。確かに妹は、私によくそう言って、「もう少し自分の楽しみとかもみつけたほうがいいよ」とも言っていました。

Y看護師：そうですか。じゃあ、⑬それもはね返す考えとして入れてみてはどうでしょう？

花江さん：はい、そうします。（「⑤自動思考をはね返す考え（反証）」に、「いつも家族のことを先に考えて、家事や仕事をやってきた」を記入する）

Y看護師：もう少し他の考えも探してみますね。⑭いろんな考えを出していくことが、考え方の幅を広げるために必要ですからね。⑮もし、花江さんが病気ではなかったとき、元気だったときなら、同じようにお姑さんから言われたとき、どう考えていましたか？

花江さん：そうですね。昔、結婚した当初、まだ仕事もして家事もこなしてとバリバリやっていたときだったら、たぶん姑の言うことをいちいち気に留めなかったと思います。「ああ、また言ってるわ」くらいにしか考えなかったと思います。

Y看護師：そうですか。⑯そういう対処の仕方もありますね。「ああ、また言ってるわ」と気に留めない、ということですね。

花江さん：そうですね。そうできていた自分もいましたね。今は気にしてし

⑬別の考えをはね返す考えとして取り入れるように提案しています。

⑭⑱「こんなこと考えても無駄だ」などと考えると、新たな考えを出すのが難しくなります。ここでは判断をあと回しにして、たくさんの考えを出していくことが大事だと伝えています。

⑯⑰⑳新たな考え方に気づけたことを支持することが大切です。

まいますが。

Y看護師：[17]そういう対処の仕方ができていたと気づけたのはよかったです。それもはね返す考えに入れたらどうでしょう。[18]今、それができるかできないかを考えるのはあと回しにして。数を挙げるほうが大切ですから。

花江さん：わかりました。入れます。（「⑤自動思考をはね返す考え（反証）」に、「姑が言ったことを『ああ、また言ってるわ』と気に留めない」を記入する）

Y看護師：あと、[19]花江さん自身で改めてこの自動思考記録表をながめてみて、自動思考や理由で挙げた内容などのなかで、確信がもてないところなどはありますか？

花江さん：そうですね。今、こうやってながめてみると、「役立たず」という言葉は行きすぎのような気がしました。今は確かに夫が食事の支度をしたり、姑の付き添いもしていますが、以前は私がすべて1人でやっていたのですから。それに今でも夫は、掃除は全然やっていなくて、今回外泊で帰ったときもあまりに汚かったので私が掃除したのです。なので、けっこう今でも家族の役に立っているところがあるように思いました。

Y看護師：そうですか。[20]家事の部分で、自分がこれまでにやっていたことや、今も実際にやれていることに気づけたのですね。そういう別の事実をみつけることが大切ですよ。

花江さん：そうなのですね。そうしたら、「これまで家事は私がすべてやっていた。今でも外泊したときに私が掃除をしている」と書くとよいですか？

Y看護師：はい。そのように書いてください。

花江さん：はい。（「⑤自動思考をはね返す考え（反証）」に、「これまで家事は私がすべてやっていた。今でも外泊したときに私が掃除をしている」を記入する）

Y看護師：いろいろと挙がりましたね。そうしたら、これらをバランスのとれた考えとしてまとめましょうか？

花江さん：はい。けっこうまとめ方が難しいなと思ったのですが。

Y看護師：㉑自動思考が浮かんだ理由と、自動思考をはね返す考えの両方を合わせて文章をつくってみるといいですね。㉒まず、はね返す考えのなかで一番確信がもてそうな考えはどれですか？

花江さん：「これまで家事は私がすべてやっていた。今でも外泊したときに私が掃除をしている」という考えですね。これは確かにそうだと思いました。

Y看護師：わかりました。㉓この考えと、自動思考が浮かんだ理由、お姑さんに「困ったわね」と言われたことや、ご主人が食事を支度したり、お姑さんの付き添いをしていることとを合わせて考えると、どんな考

㉑花江さんにとってまとめるのが難しかった「バランスのとれた考え」ですが、再度つくり方を簡単に説明しています。

㉒㉓「バランスのとれた考え」を整理しやすいように、はね返す考えのなかでも一番確信がもてそうなものを選んでもらっています。そのあとに、自動思考が浮かんだ理由と合わせてどう整理できるかを導いています。

えに整理できそうですか?

花江さん:「夫が今、一時的に食事の支度や姑の付き添いはしていますが、これまで家事は私がやっていて、今も外泊時に掃除は私がしているので、役立たずではなく、役に立っているところもある」という感じですね。

Y看護師:なるほど。㉔うまく整理できましたね。一時的にご主人がやっている家事もあるけど、これまで家事は自分がやってきたし、今も掃除はやっているという、自動思考の理由を無視しないで、はね返す考えを取り入れた考え方ができましたね。それを書きましょう。

花江さん:はい。(「⑥バランスのとれた考え(適応思考)」に、「夫が今、一時的に食事の支度や姑の付き添いはしているが……役立たずではなく、役に立っているところもある」と記入する)

Y看護師:㉕そうすると、気分はどう変わりますか? さっきは落ち込みが90%、絶望感が80%でしたね。

花江さん:ああ、そうですね。自分でこれを書いたときは落ち込みが70%までしか下がらなかったのですが、今Yさんとやってみたら、50%くらいまで下がりました。絶望感も40%くらいになりました。

Y看護師:そうですか。よかったです。㉖気分がずいぶん楽になったようですね。㉗一緒にやってみて、どんなところが今後活かせそうですか?

㉔花江さんがうまくできた点を支持しています。

㉕㉖やってみたことで気分がどう変化したかを確認しています。

㉗㉘最後に、一緒に取り組んだなかで参考になったこと、活かせると思ったことは何かを確認し、花江さんの回答を支持しています。こうすることで、今後花江さんが1人で認知再構成法に取り組むときに活かせる方法が増える可能性があります。

花江さんの自動思考記録表（完成）

①状況	○月○日。土曜。姑が買い物に一緒に行ってほしいというので、一緒に近所のスーパーに行った。買い物しながら姑が、「なかなか治らないのね。困ったものね」と言った。自分は何も答えられなかった。 ［午後3時。スーパーのなか。］
②気分（%）	落ち込み（90%） ［絶望感（80%）］
③自動思考 （ホットな自動思考に○をつける）	• ああ、自分はどうしてこんなに人に迷惑をかけているのだろう。 • 自分はやっぱり役立たずだ。 ［夫が食事の支度をしたり、姑の受診に付き添っている。］
④理由（根拠）	• 姑から「困ったものね」と言われた。
⑤自動思考をはね返す考え （反証）	• 姑の買い物に付き添うことができた。 1つはできることがある。 ［姑が言ったことを「ああ、また言ってるわ」と気に留めない。］ ［これまで家事は私がすべてやっていた。今でも外泊したときに私が掃除をしている。］ ［いつも家族のことを先に考えて、家事や仕事をやってきた。］
⑥バランスのとれた考え （適応思考）	［夫が今、一時的に食事の支度や姑の付き添いはしているが、これまで家事は私がやっていて、今も外泊時に掃除は私がしているので、役立たずではなく、役に立っているところもある。］
⑦気分（%）	落ち込み（70%） ［50%］ ［絶望感（40%）］

花江さん：「もし妹に話したら何と言うでしょう」とか，「元気だったとき同じことを言われたら何と思うでしょう」といった質問の仕方を自分にしてみるとよいと思いました。それから，この表を改めてながめたときに，「役立たず」というのは行きすぎかもと思ったときに，あのように自動思考をはね返す考えが出てきたので，改めて表をながめてみることも大事だなと思いました。

Y看護師：それはよかったです。[28] そういう質問の仕方の工夫や，改めて表をながめてみることをこれからもやってみてくださいね。

4-3 面接の進め方

――統合失調症の一郎さんが悩まされている妄想をめぐって

次に紹介するのは、看護師Lさんが、統合失調症の一郎さんから、「Hさんに見張られている」と訴えられている場面です。

認知行動療法を取り入れると、これまで困難だと考えられていた**統合失調症患者さんの幻覚・妄想への直接的な介入が可能になります**。

統合失調症の患者さんの状況を一見すると、幻覚・妄想が問題のように思いますが、そうではありません。問題は、幻覚・妄想に対する本人のネガティブな反応です。幻覚・妄想に対する〈認知〉の仕方によって、不安や恐怖、怒りなどのネガティブな〈気分〉、大声を出して暴れる、引きこもるなどの〈行動〉が生じる場合、それが問題となるのです。

ここで重要な点は、**この〈認知〉について、一郎さんと一緒に検討すること**です。

検討するときは、患者さんのとらえ方を無理に変えようとせず、患者さんのつらさや苦しみが少しでも楽になるような別のとらえ方を共に考えていく姿勢が大切です。このように患者さんと共に取り組む姿勢を、認知行動療法では「協同関係」といい、大事な点であることはすでに説明しました。

一郎さんには「Hさんに透視能力があり、自分を見張っている」という妄想があり、そのために苦しんでいます。その妄想に対して、L看護師は認知再構成法を使って別の見方ができないかを一郎さんと一緒に考えようとしています。

この面接で何が行われていたか

以下は、面接形式ではなく、通常の会話のなかで一郎さんが妄想を訴えてきたときの対応です。

このように、認知再構成法は日常会話のなかでも行うことができます。

妄想を訴えられたときの会話例

患　者▼統合失調症の一郎さん
対応者▼看護師Lさん（プライマリーナース）
場　所▼病棟のホール

L看護師：一郎さん、おはようございます。少し調子が悪いですか？　顔色がよくない感じがしますね。
一郎さん：……そうなんです。……Hにときどき見張られているんですよ。それで怖くって……。
L看護師：一郎さんはときどき、Hさんに見張られているって思うみたいですね。そう思って、いつも怖くなってしまいますね。
一郎さん：そうなんですよね。どうしたらいいんだろう……。

L看護師：❶どうしたらよいか、一緒に考えましょうか。
一郎さん：はい。お願いします。
L看護師：❷〝Hさんに見張られている〟と思ってしまうようですが、何かそう思う理由はありますか？
一郎さん：うーん……。よく洗面所のところで見ていますから。
L看護師：❸実際にHさんが自分を見ているところを見たのですか？
一郎さん：何回かあります。
L看護師：❹どんなときですか？
一郎さん：部屋で寝ているときですね。
L看護師：❺それは、洗面所からですか？
一郎さん：そうです。洗面所からですね。
L看護師：❻一郎さんのお部屋から洗面所まではけっこう距離があって、洗面所から直接一郎さんのお部屋を見ることは難しいように思いますが、どうですか？
一郎さん：Hは透視能力があると思うのです。
L看護師：なるほど。❼透視能力があると思うのですね？　それで、距離があっておそらく普通は見ることが難しいけど、Hさんなら洗面所から部屋にいる自分を見張ることができると思うのですね？
一郎さん：そうです。

❶L看護師が一郎さんと一緒に考える意向があることを伝えています。協同関係の第一歩です。

❷一郎さんの〝Hさんに見張られている〟という妄想に対して、L看護師はまず、そう考える理由をソクラテス式質問法でたずねています。

❸❹❺そこでその事実を確認するための質問をしています。

❻看護師の考えを伝えつつ、一郎さんの考えも聞いています。

❼一郎さんの考えを否定せず、一郎さんがどう考えているのかをまとめて、その考えで合っているかどうかを確かめています。

L看護師：ところで、⑧一郎さんはHさんに透視能力があることをどうやって知ったのですか？

一郎さん：ううん……、⑨特に調べたわけではないです。なんとなくそう思ったという感じです。Hのことだから、きっとそういう力をもっているだろうと……。

L看護師：⑩Hさんに透視能力があるだろうと、なんとなく一郎さんは思っているのですね。どうしてそう思うのかは調べていないけど……ということですね？

一郎さん：そうですね。なんとなくそう思ってしまいます。

L看護師：そうですか。⑪一郎さんは、そう思うことで、どんな気分になりますか？

一郎さん：やっぱり怖いなと思いますね。

L看護師：そうすると、⑫そう思うことは、一郎さんにとって、何かメリットはありそうですか、それともなさそうですか？

一郎さん：そうですね。⑬そう思うことは、自分にとって、メリットはないですね。怖くなるだけです。

L看護師：そう思うことが、⑭一郎さんにとってメリットがないことだったら、一郎さんにとってもっとメリットのある、たとえば、Hさんに対して怖くならないような考え方をするようにしてみるのも、いいかも

⑧一郎さんの考えが事実にもとづくものかどうかを調べようとしています。

⑨すると、一郎さんから、はっきりしない事実が語られ、一郎さんの思い込みであることが表現されました。

⑩一郎さんの考えを整理して伝え、合っているかを一郎さんに確認しています。こうすることで、一郎さん自身が自分の考えを自覚することができます。

⑪考えによってどんな気分を体験しているかを確かめています。

⑫⑬「そう考えることのメリットとデメリット」をたずね、一郎さん自身の回答を引き出しています。このように、少し強固な妄想に対しては、「そう考えることのメリットとデメリット」を検討して、その結果を受けて考え方を見直す作業へ誘導するとよいでしょう。

⑭怖くならない考え方をするとよ

しれないですね。さっきの話だと、Hさんに透視能力があるというのは、まだ調べてないから本当かどうかわからないみたいでしたから。一郎さんはどう思いますか？

一郎さん：そうですね。⑮確かに、Hの透視能力については、いつか確かめたいと思っていたし、僕は本当に困っているんです。

L看護師：⑯じゃあそれを私と一緒に確認したり、一郎さんが怖くなくなるような考え方をみつけていきませんか？

一郎さん：⑰はい、そうします。

（改めて面接で話し合う日を4日後に決めて、この日は終える）

4日後：認知再構成法のための面接例

場　所▼病棟の面接室

L看護師：①このあいだ一郎さんは、「Hさんには透視能力があって、自分を見張っている」と思っていて、それで怖くなってしまうという話をしていましたね。それについてその後、どう思いますか？

一郎さん：やはりそう思いますね。ときどき怖いと感じます。

L看護師：②今日は一郎さんが怖いと感じなくてもすむように、そう思って

いのではないかという看護師の考えをさりげなく伝えつつ、考え方の転換が必要かどうかを一郎さんに考えてもらうようにしています。

⑮そうすることで、一郎さん自身から、怖くならない考え方に転換したいとの思いが表現されました。

⑯⑰これから協同作業で別の考え方をみつけていくことを確認し、一郎さんも同意しています。

この面接で何が行われていたか

①②初めに前回の話の内容の確認と、これから行うことを伝え、一郎さんの了解を得ています。

いることをいろんな角度から一郎さんと一緒に調べてみたいと思いますが、どうでしょうか？

一郎さん：はい。わかりました。

L看護師：❸こういう記録表（151頁の自動思考記録表を示しながら）を用意してきました。ここに、どんなときにそういう考えが浮かんできて、どんな気分になるかを思い出して書きます。そのあと、一郎さんの怖いという気分が和らぐような考え方をいろいろな視点から調べていって書きます。その結果、怖さがどう変わるかを調べます。今日は初めてなので私が書き込みながら進めたいと思いますが、いかがですか？

一郎さん：はい、それでいいです。

L看護師：❹まず、一郎さんはどんなときに「Hさんには透視能力があって、自分を見張っている」と思うのですか？

一郎さん：部屋で寝ているときですね。

L看護師：❺どういう時間帯とか、具体的に、こういう場合に、というようなことがありますか？

一郎さん：そうですね。午後から夜寝る前くらいまでが多いように思います。

L看護師：わかりました。「午後から夜寝る前くらい」ですね。（「①状況」に「午後から夜寝る前くらいに、部屋で寝ているとき」と書き込む）

L看護師：❻そのときに、「Hさんには透視能力があって、自分を見張って

❸簡単に自動思考記録表について説明し、書き込みながら進めることを提案しています。

❹❺状況を詳しく聞いています。

❻❼❽そのとき頭に浮かぶ考え、また気分とその強さを確認しています。

いる」と思うのですね？

一郎さん：はい。❼そうです。それでそう思ってしまって、怖くなる？

L看護師：

一郎さん：はい、そうです。

L看護師：❽怖さは、0から100%の数値で表すと、どれくらいの強さですか？

一郎さん：95%くらいですね。

L看護師：わかりました。（「②頭に瞬間的に浮かぶ考え」に「Hさんには透視能力があって、自分を見張っている」、「③気分」に「怖い（95%）」を書き込む）❾こんな感じで整理できますね。何か間違っているとか、加えたいこととかはありますか？

一郎さん：いいえ、大丈夫です。合っています。

L看護師：そうしたら、いろんな角度から、この考えを調べてみましょうね。❿「Hさんには透視能力があって、自分を見張っている」という考えについてですが、先日一郎さんは、Hさんが透視能力をもっているかどうかは特に調べたわけではなくて、なんとなくそう思ったと言っていましたね。それについて一郎さんは今どう思いますか？

一郎さん：確かに調べてはいないです。でも、Hは頭のいい奴で、よく本を読んで勉強しているから、そういう能力もあるんじゃないかと思って。

❾考えの検討に入る前に、ここまでの内容で本人の考えと合っているかどうかを確認します。

❿一番難しいのは適応思考をどう挙げていくかという点です。L看護師は、前回一郎さんと話した際に出てきた、Hさんの透視能力に関して調べたことがなく確証はないが、なんとなくそう思ったという点を取り上げ、それを今はどう思うかを一郎さんにたずねています。

一郎さんの自動思考記録表（途中）

①状況	②頭に瞬間的に浮かぶ考え	③気分	④適応思考	⑤結果
午後から夜寝る前くらいに、部屋で寝ているとき。	Hさんには透視能力があって、自分を見張っている。	怖い（95%）		

※「自動思考記録表」にはいろいろな形式があります。前項までに紹介したものや上に示すものもそのうちのひとつです。どのような形式でも、ご自分が使いやすいものを使っていただいてかまいません。

L看護師：そうですか。⑪Hさんはよく本を読んでいるから、そういう透視能力もあるかもしれないなと思ったのですね。⑫ところでHさんはどんな本を読んでいるのですか？

一郎さん：実はよく知らないです。あんまり話さないし……。

L看護師：そうだったのですね。⑬Hさんとはあまり話さなくて、どんな本を読んでいるのかもよく知らないのですね。⑭そうすると、透視能力があるかどうかも実はよくわからないというところですか。

一郎さん：そうですね。⑮今、話していて、確かに本当にそんな力があるのかどうか怪しいなと思いました。

L看護師：⑯そういうふうにも考えられるのですね。⑰Hさんとはあまり話さないとも言っていましたね。今、1日のなかでどれくらい話しますか？

一郎さん：0分です。怖いと感じてしまって。

L看護師：そうですよね。⑱怖いと感じる前は？

一郎さん：5分くらいかな。話さない日もありましたね。

L看護師：⑲そうすると、もともとあまりよく知らない人だったのですか？

一郎さん：そうですね。よく知らないですね。

L看護師：⑳よく知らない人なので、透視能力があるかどうかも怪しいと？

一郎さん：ええ、そう思います。Hに聞いたことはないですから。

⑪一郎さんからはやはり、確証を得ていないという発言があったので、L看護師は確証がないという事実を強調しようとしています。

⑫Hさんの状況について、他の側面からみた事実を探そうとしています。

⑬⑭確証がない点を強調し、一郎さんにも確認しています。

⑮このようななかで、一郎さんから自分が考えたことを疑うような発言が出てきました。

⑯L看護師はその発言を支持しています。

⑰⑱⑲Hさんと一郎さんのこれまでの関係についてたずねています。ここでも別の視点から考えられるように質問しています。

⑳㉑話を進めるなかで、一郎さんは、Hさんとあまり話したこと

L看護師：なるほど。そうですか。［21］「Hさんはよく本を読んでいるのでそう思った。でも，実はあまり話したことがなく，透視能力があるかを聞いたこともないので，透視能力があるかはわからない」ということですか？

一郎さん：はい，そうです。そう思います。

L看護師：そうしたら，これを書き込みますね。（「④適応思考」に「Hさんはよく本を読んでいるのでそう思った。でも，実はあまり話したことがなく，透視能力があるかを聞いたこともないので，透視能力があるかはわからない」を書き込む）［22］見張られているというのはどう思いますか？

一郎さん：［23］今のことからすると，透視能力がないのなら，僕を洗面所のところから見ることはできないですよね。でも，［24］透視能力がなくても，ホールにいるところだったら，見張れるのかもしれないけど。

L看護師：［25］今まで，ホールにいるときに見張られていると思ったことはありますか？

一郎さん：［26］それはなかったですね。

L看護師：［27］そうだったら，どうですか？ ホールにいるところを見張られる可能性はありそうですか？

一郎さん：［28］いえ，低いと思いますね。ホールだったら見張られることはあまりないと思います。

がないことや，透視能力についてHさんに確かめたことがないことに気づけてきています。L看護師は，「不確かな情報にもとづいたものなので，その考えが正しいかはわからない」という別の考えが出てきたことを確かめています。

［22］次に，これまでと同様に，見張られているということについてどう思うかをたずねています。

［23］これまでの流れを踏まえて，一郎さんから別の考え方が出てきています。

［24］しかし，「見張ることができる」という考えからなかなか抜け出せない発言も出てきています。

［25］そこで，それに対してもこれまでの経験を思い出せるように質問しています。

［26］［27］一郎さんから出てきた別の事実を踏まえて，一郎さん自身で考えるように質問しています。

［28］それにより，一郎さんはホール

L看護師：㉙ええ、そうですね。私もそう思いますね。そうしたら、今話したこともまとめましょうね。㉚「透視能力がなければ洗面所から見張ることはできない。ホールにいるときは、これまでに見張られたことはないので、これからもその可能性は低い」という感じですか？

一郎さん：はい、そうですね。

L看護師：じゃあそれを書き込みますね。（「④適応思考」に「透視能力がなければ洗面所から見張ることはできない。ホールにいるときは、これまでに見張られたことはないので、これからもその可能性は低い」を書き込む）㉛さっきの「Hさんには透視能力があって、自分を見張っている」と考えたことを、いろんな視点から今考えてみましたが、最初は「怖い」気分が95％でしたが、点数の変化はありますか？

一郎さん：そうですね。怖さが少しなくなってきました。今は、70％くらいです。㉜でもまだ半信半疑です。透視能力がないとは言い切れないし、ホールにいても見張られるかもしれないし……。

L看護師：そうですね。㉝今、話し合ったばかりで簡単にそう思えるようになるのは誰でも難しいことですよ。今、こうやって新たに考えたことが本当かどうか、これから1週間くらい調べてみませんか？　こういうのを行動実験と呼んでいます。

一郎さん：ああ、いいですね。そうしたいです。

では見張られる可能性が低いことに気づきました。

㉙L看護師はその回答に対して自分の考えも伝えつつ支持しています。

㉚一郎さんの発言をまとめ、それで合っているか確認しています。

㉛最後に、適応思考を出して「怖い」感じがどう変化したかを確かめています。

㉜一郎さんから、怖さの程度が軽減しても、新しく出した考えは半信半疑であることが表現されました。患者さんがこの場で挙げた考えをすぐに受け入れられないことはよくあります。

㉝すぐに新しい考えを受け入れることは誰でも難しいことを伝えて、安心してもらうようにしています。そこで、新しく挙げた考えが正しいかどうかを確かめ、確信度を上げていくための行動実験に取り組むことを提案しています。

一郎さんの自動思考記録表（完成）

①状況	②頭に瞬間的に浮かぶ考え	③気分	④適応思考	⑤結果
午後から夜寝る前くらいに、部屋で寝ているとき。	Hさんには透視能力があって、自分を見張っている。	怖い（95%）	• Hさんはよく本を読んでいるのでそう思った。でも、実はあまり話したことがなく、透視能力があるかを聞いたこともないので、透視能力があるかはわからない。 • 透視能力がなければ洗面所から見張ることはできない。ホールにいるときは、これまでに見張られたことはないので、これからもその可能性は低い。	怖い（70%）

＊一郎さんとL看護師が引き続き実施した「行動実験」は189頁から掲載しています。

第5章

行動へ介入する

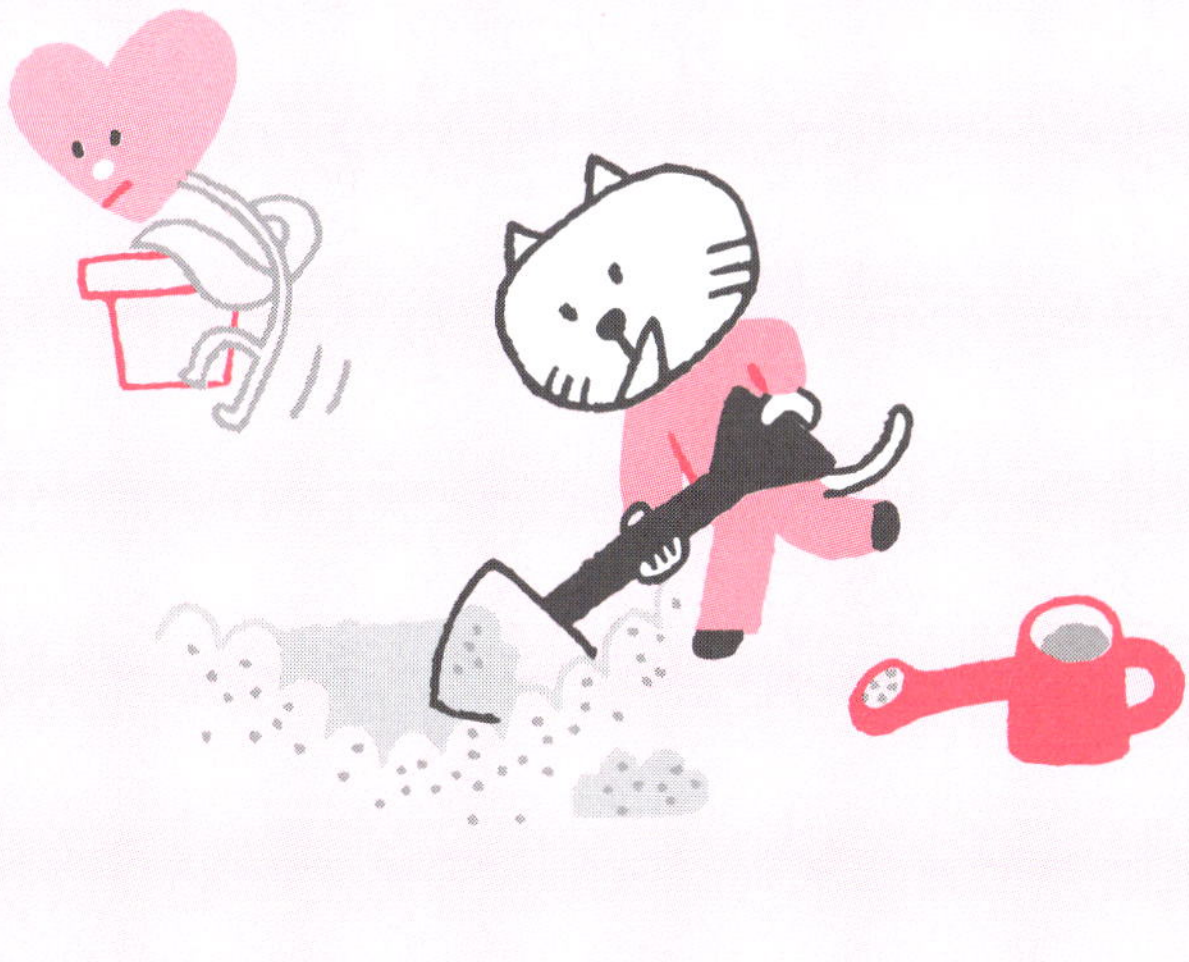

行動へ取り組む前の準備

〈認知〉の幅を広げるだけでも〈気分〉は改善しますが、患者さんがセルフコントロール力を高め、再発を防ぎながら社会生活を送っていくためには、〈行動〉を変えていく方法を身につける必要があります。

〈行動〉へ取り組む前に心の準備をする

〈行動〉へ取り組む前に、ぜひその準備を整えましょう。方法を学び、新たな〈行動〉を起こそうとしても、患者さんによってはまだ取りかかる心の準備ができていないことがあるからです。

たとえばうつ病の患者さんは、〈行動〉を起こそうとすると、「自分にはこの問題をどうすることもできない」「自分にはやれるだけの能力がない」「やっても無駄だろう」といった悲観的な自動思考が浮かび、行動に移せないことがよくあります。あるいは、「早く解決しなくてはいけない」「すぐにはじめないと困ったことになる」と考えて焦り、行動がからまわりして失敗してしまうこともあります。これはその人の自動思考が、新たな行動の獲得を困難にしたり、行動変化のための方法を学ぶことを阻害してしまっている例といえます。

こうした自動思考がある場合はどうしたらよいでしょう。

1つは、第4章で解説した「認知再構成法」を使って、「自動思考をはね返す考え（反証）」を探してみるという方法があります。

もう1つの方法としてここで紹介するのは、左上の表に示すような、悲観的な自動思考をはね返す考え方の例を患者さんに提示して，それらを口に出して言ってみる（状況によっては心のなかで言う）ようにはたらきかける方法です。

あるいは行動を起こす前に，左下の表のように自己教示として，自分の気持ちを前向きにするような言葉を繰り返し自分に言い聞かせる方法もあります。実際に声に出して言ったり，カードに書き込んで持ち歩き，いざというときに見るなどして活用します。

行動変化や問題解決を阻む自動思考をはね返す考え方の例

「自分には（この問題を）どうすることもできない」
→「小さなことからやってみよう！　積み重ねればいつか解決する」

「自分にはやれるだけの能力がない」
→「飛躍しすぎだ！　やれることをみつけよう」

「やっても無駄だ」
→「やってみなければわからない！　とりあえずやってみよう！」

「早く解決しなくてはいけない」
→「問題の解決には時間がかかるものだ！　焦るな！」

「すぐにはじめないと，困ったことになる」
→「落ち着け！　まず，今，必要なことを探そう！」

行動を起こす前の自己教示例

- 気軽にやろう
- ゆっくりやろう
- １回に１つずつ
- やり方だけでも知ろう
- チャレンジの機会ととらえよう
- 自分にはできる
- すぐに解決しなくても焦らない
- 解決しなくても問題ははっきりする

5-1 問題解決法を使って

「問題解決策リスト」

患者さんの心の準備が整ったら、いよいよ行動へのアプローチをはじめましょう。行動にアプローチする方法には、問題解決法、行動活性化、行動実験、注意そらし法、コーピングカード、段階的課題設定、アサーション、行動リハーサル、リラクセーションなどがありますが、ここでは、看護師が比較的用いやすい問題解決法を中心に紹介していきます。

◉問題解決法には2つのやり方がある

問題解決法には、「問題解決策リスト」と「アクションプラン」という2つのやり方があります。まずは問題解決策リストから紹介します。これは、どちらかというと**問題が山積していて整理できないとき**や、**解決策がなかなか思い浮かばないとき**に用いるとよいと思います。

それでは、再びうつ病の花江さんの例で、問題解決策リストの実施例を見てみましょう。

花江さんの〈行動〉のプランを練る

認知再構成法では、花江さんの〈認知〉、すなわち「息子が約束の時間に遅れて謝ることもできないなんて、私の育て方が悪かったんだ」をいろいろな角度から見直し、バランスのとれた考えを出していくことに取り組み、花江さんの〈気分〉は楽になりました。

しかし、それだけではこの問題が解決したとはいえません。息子が再び同じように時間に遅れたときにどう〈行動〉すればよいかを検討しておかなければ、同じことが繰り返され、花江さんの〈気分〉は再び悪化するでしょう。そこで花江さんは、同じ状況においてどのように〈行動〉すればよいかを考えるために、「問題解決策リスト」を作成することにしました。

◉問題解決策リストの書き方

◆「①現在かかえている問題」の書き方

まず、「①現在かかえている問題」を具体的に書き出します。ここが抽象的だとうまく次へ進めません。患者さんが「○○との関係がうまくいかない」といった抽象的なものを出してきたときは、たとえば「○○から△△と言われると、自分は断れない」のように、関係がどのようにうまくいかないのかを、具体的で明確な表現に言い換えるようにします。

花江さんは①に、「息子は、英会話教室に遅刻したとき、受付の人に謝らない。いつも私が謝ってしまい、息子に謝るように言えない」と書きました。

花江さんの問題解決策リスト（途中）

①現在かかえている問題

- 息子は、英会話教室に遅刻したとき、受付の人に謝らない。いつも私が謝ってしまい、息子に謝るように言えない。

②今回取り組むこと

息子に、遅刻したときは謝るように言うこと。

③ブレインストーミング（考えられる解決策リスト）

（1）謝るかどうか様子を見て、謝らなかったら、「どうして謝らないの？」と聞き、「謝りなさい」と言う。
（2）受付で顔を見ずに、機械的に「謝りなさい」と言う。
（3）あらかじめメモに「謝らないのは相手に失礼なことだから、謝りなさい」と書いておき、それを見てから言う。
（4）「謝りなさい！　そうでなければ夕飯は抜きだから！」と強気で言う。

④解決策リストの長所と短所（③の番号と対応させて書いてください）

⑤今回実行する解決策

⑥実行

⑦実行したことの評価

◆「②今回取り組むこと」の書き方

次に、問題の優先順位を考えながら、「②今回取り組むこと」を1つ挙げます。その場合、大きな問題、解決に時間がかかりそうな問題よりも、2〜3週間で解決できそうな問題から取り組むほうがよいと思います。あるいは大きな問題をいくつかの小さな問題に分けて、その1つから取りかかるとよいでしょう。

患者さんを主語にして「〜になりたい」「〜できるようになる」という、前向きで具体的な表現で書くようにします。患者さんによっては、「○○との関係をよくする」のような抽象的なものを挙げることがありますが、それは「○○に、△△について伝えられるようになる」のような具体的なものにするように伝えましょう。ここでも主語は患者さんです。他者が主語、つまり他者の変化を期待したものは問題解決に結びつきにくいので、自分がどうなるとよいか、どう変わりたいかに焦点化します。

花江さんは、「遅刻した息子に謝るように言えない」という問題を、「息子に、遅刻したときは謝るように言うこと」という表現に変えて、②に書き込みました。

◆「③ブレインストーミング」の書き方

次の「③ブレインストーミング」ですが、ここは頭を柔軟にして、いろいろな解決策を自由に挙げていきます。コツは次頁の表に示すように、「数で勝負」ということです。できるだけ多く挙げること、できる・できないの判断はあと回しにして考えられるだけの策を挙げること、そして、すぐ目の前の問題に対する解決策を挙げることです。

ブレインストーミングを挙げるときの３つのコツ

- 数で勝負！
- 判断を延期する
- すぐ目の前の問題に対する解決策を考える

うつ病の患者さんはこのとき、悲観的な自動思考が浮かんできて「この解決策はあまりよくないだろう」「この方法はうまくいかないに違いない」と考えてしまい、解決策を挙げられないことがあります。あるいは物事を柔軟に考えられないため、自分が繰り返しやってきた１つの解決策しか思いつかないこともあります。

そこで、患者さんが解決策をあまり挙げられないときは、158頁のコラム「行動へ取り組む前の準備」に挙げた自己教示例などを活用してから臨んだり、患者さんに「そういう悲観的な考えはいったん脇におきましょう。今は、数多く挙げることが大事です」「どんなにばかばかしく無駄だと思う解決策にも長所はあります。だからまず、なんでも思いついたことを挙げましょう」と、繰り返し伝えることが大切です。

このブレインストーミングでは、看護師も一緒になって、いろんな解決策を挙げていくとよいでしょう。集団認知行動療法の場合は、１人のメンバーの問題・課題に対して他のメンバーからいろいろな解決策を挙げてもらうのですが、そうすると、こちらが想像できないような実にさまざまな解決策が出てくることが多く、こんなにも解決策があるのだと感心させられます。たくさんの解決策が挙がれば、それだけ患者さんの選択肢が増え、柔軟に対処することが可能になります。

花江さんの場合、「③ブレインストーミング」の欄の⑴～⑶については、すぐに実行できそうな具体的な解決策が挙げられました。⑷の「『謝りなさい！　そうでなければ夕飯は抜きだから！』と強気で言う」は、花江さん自身、実行は難しいと思いながらも挙げたものです。そういったものでもあえて挙げてみることが大切です。

◆「④解決策リストの長所と短所」の書き方

次に「④解決策リストの長所と短所」を考えていきます。③で挙げた解決策1つ1つについて検討します。どんな解決策にも長所・短所の両方があります。挙げてみたとき、「これが一番！」と思った解決策でも、なんらかの短所はあります。また逆に、「こんなことはどうせできない」と思って挙げた解決策にも長所はあるものです。そこで、それぞれの長所・短所の両方を必ず挙げてみるようにします。

花江さんは、⑷については難しいだろうと思う部分が大きかったのですが、それでも「言ってみるとすっきりしそうな気がする」という長所をみつけることができました。

◆「⑤今回実行する解決策」の書き方

長所・短所の検討ができたら、次に「⑤今回実行する解決策」を決めます。このとき、③④を踏まえて自分にとって実行しやすく、また役立つ度合いの大きいものに決めるとよいでしょう。挙がった解決策を組み合わせるのも効果的です。

花江さんは、⑶の「あらかじめメモに書いておき、それを見てから言う」ことを選択しましたが、

花江さんの問題解決策リスト（途中）

③ブレインストーミング（考えられる解決策リスト）

（1）謝るかどうか様子を見て、謝らなかったら、「どうして謝らないの？」と聞き、「謝りなさい」と言う。
（2）受付で顔を見ずに、機械的に「謝りなさい」と言う。
（3）あらかじめメモに「謝らないのは相手に失礼なことだから、謝りなさい」と書いておき、それを見てから言う。
（4）「謝りなさい！　そうでなければ夕飯は抜きだから！」と強気で言う。

④解決策リストの長所と短所（③の番号と対応させて書いてください）

（1）長所：息子が自分から謝ればそれでいいし、そうでなくても理由を聞いて、そのあとで謝るように言うほうが、教育的だと思う。
短所：理由を聞いても言わないかもしれないし、少し回りくどいように思う。
（2）長所：息子のいらついた顔を見なくてすむので、気が楽。
短所：一方的に命令するのは、教育的でないように思う。
（3）長所：言う勇気が出て、言いたいことを言えるように思う。
短所：その前にメモを書いておくのが、少しおっくう。
（4）長所：言ってみるとすっきりしそうな気がする。
短所：ますます息子との関係がこじれそう。言うのに相当勇気がいる。

⑤今回実行する解決策

あらかじめメモに「謝らないのは相手に失礼なことだから、謝りなさい」と書いておき、受付で謝らないようなら、それをちらっと見てから、言ってみる。

⑥実行

○月○日。○時。受付にて。息子が遅れてもそのまま通り過ぎようとしたので、メモに書いておいたことを言おうとしたが、息子は足が速く、声をかける間もなかった。

(1)の「謝るかどうか様子を見てから」という点も大切だと考え、それらを組み合わせて⑤に書き込みました。

◆「⑥実行」の書き方

次に「⑥実行」に移ります。実行する際には、予行演習したり、頭のなかでシミュレーションすると実行しやすくなります。予行演習では、看護師との間でロールプレイを行うとよいでしょう。また、シミュレーションしてうまくいかないかもしれないと不安になることがあれば、事前にその不安を軽減するための対策を立てておくと、安心して臨めるでしょう。

そして別の日、花江さんは英会話教室で、またしても息子が遅刻した場面に遭遇しました。しかし、いざ現実に息子に言おうとしたら、息子の足の速さに圧倒されてしまい、花江さんはうまく言えなかったといいます。それを「⑥実行」に記しました（ここには実行した結果を、解釈などは含めずに事実のみを記載します）。

◆「⑦実行したことの評価」の書き方

「⑦実行したことの評価」では、実行した結果をいろいろな側面から振り返ります。うまく解決できていれば、どんな点がよかったか、今後も活かせる方法は何か、解決できた状況を維持、あるいはより改善していくにはどうしたらよいか、などの視点から考えます。

また、十分解決できなかった場合も、まずはプロセスのなかで患者さん自身が努力したり、少しでも改善したところをみつけるようにします。しかし、患者さん自身ではそれらをみつけることが

花江さんの問題解決策リスト（完成）

①現在かかえている問題

・息子は、英会話教室に遅刻したとき、受付の人に謝らない。いつも私が謝ってしまい、息子に謝るように言えない。

②今回取り組むこと

息子に、遅刻したときは謝るように言うこと。

③ブレインストーミング（考えられる解決策リスト）

（1）謝るかどうか様子を見て、謝らなかったら、「どうして謝らないの？」と聞き、「謝りなさい」と言う。
（2）受付で顔を見ずに、機械的に「謝りなさい」と言う。
（3）あらかじめメモに「謝らないのは相手に失礼なことだから、謝りなさい」と書いておき、それを見てから言う。
（4）「謝りなさい！　そうでなければ夕飯は抜きだから！」と強気で言う。

④解決策リストの長所と短所（③の番号と対応させて書いてください）

（1）長所：息子が自分から謝ればそれでいいし、そうでなくても理由を聞いて、そのあとで謝るように言うほうが、教育的だと思う。
　短所：理由を聞いても言わないかもしれないし、少し回りくどいように思う。
（2）長所：息子のいらついた顔を見なくてすむので、気が楽。
　短所：一方的に命令するのは、教育的でないように思う。
（3）長所：言う勇気が出て、言いたいことを言えるように思う。
　短所：その前にメモを書いておくのが、少しおっくう。
（4）長所：言ってみるとすっきりしそうな気がする。
　短所：ますます息子との関係がこじれそう。言うのに相当勇気がいる。

⑤今回実行する解決策

あらかじめメモに「謝らないのは相手に失礼なことだから、謝りなさい」と書いておき、受付で謝らないようなら、それをちらっと見てから、言ってみる。

⑥実行

○月○日。○時。受付にて。息子が遅れてもそのまま通り過ぎようとしたので、メモに書いておいたことを言おうとしたが、息子は足が速く、声をかける間もなかった。

⑦実行したことの評価

息子の足の速さに圧倒されて、言おうとしたことが言えなかった。もう少し細かく考えておいたほうが実行できるかもしれない。
→アクションプランを立ててみる。

難しい場合が多いので、こちらから積極的にみつけて肯定的なフィードバックをするようにします。特に、自尊心の低い患者さんで、「やれない」「できない」という自動思考が強く、ようやく行動に移せたという患者さんの場合には、行動を起こしてみようとしたことだけでも大きな変化であることをきちんとフィードバックすることが大切です。そうすることで少しずつ自信をつけ、行動を改善したり、新たな行動を身につけたりできるようになります。

十分解決できなかった場合には、今後何を改善するとよいか、それまでのプロセスを細かく振り返ることも大切です。

「①現在かかえている問題」や、「②今回取り組むこと」の挙げ方が具体的であったか、「③ブレインストーミング」でいろんな側面から解決策を挙げることができたか、「④解決策リストの長所と短所」で十分検討できていたか、「⑤今回実行する解決策」は無理なく実行できる範囲の具体的なものであったか、「⑥実行」ではうまくいったこともいかなかったことも含めて事実を記載できているか、といった点です。

このように振り返ってみると、新たな課題がみつかるので、それに取り組むために、また同じようなプロセスで解決策を考え、選び、実行するという循環ができてきます。それが患者さんのセルフコントロール力を高めることにつながります。

5-2 問題解決法を使って――「アクションプラン」①

「アクションプラン」は、実行したいことはすでにあるが、初めの一歩がなかなか踏み出せないとき、また解決策をより具体的に実行しやすくしたいときに用いる方法です。

問題解決法を行う場合、先に紹介した「問題解決策リスト」か「アクションプラン」のどちらかを用いるのが通例ですが、花江さんの例のように「問題解決策リスト」を作成したあと、プランをより具体化するために「アクションプラン」を用いることもあります。

◉アクションプランをつくる

◆「①目標設定」の書き方

「①目標設定」には、変えたい、または改善したいと思っている行動を書きます。ここでも患者さんを主語にして書きます。短期間で達成できるレベルの具体的な目標を設定します。

花江さんは「問題解決策リスト」で挙げたものを再度書きました。

◆「②アクションプラン」の書き方

次に、「②アクションプラン」ですが、すぐ行動できるくらいの、具体的で達成可能なプランを

花江さんのアクションプラン

①目標設定
息子に、（英会話に）遅刻したときは謝るように言える。

②アクションプラン
あらかじめメモに「謝らないのは相手に失礼なことだから、謝りなさい」と書いておき、受付で謝らないようなら、それをちらっと見たあと、息子をその場で呼び止めて言ってみる。

③開始時期
○月○日、次回の英会話のときから

④イメージする
◆◆◆◆◆◆◆◆◆◆◆◆◆◆◆◆◆◆◆◆◆◆◆◆

⑤心配なこと
呼び止めても、不機嫌そうな顔をして、そのまま足早に行ってしまうかもしれない。

⑥心配を乗り越える方法
もし不機嫌そうに足早に通り過ぎようとしても、もう一度、呼び止めればいい。そして、謝るように言うことに集中する。

⑦実行
◆◆◆◆◆◆◆◆◆◆◆◆◆◆◆◆◆◆◆◆◆◆◆◆

⑧計画の達成状況
- ○月○日。謝らず、足早に通り過ぎようとしたので、「ちょっと、待って」と呼び止めたら、ちらりと見て、そのまま行ってしまった。
- ○月○日。ぎりぎり間に合った。
- ○月○日。5分遅刻。謝らずに通り過ぎようとしたので、「ちょっと、待って」と呼び止めたら、不機嫌そうだったが振り返り、「なに？」と言ったので、メモに書いたように伝えたら、「ああ、すみません」と受付の人に言えた。

⑨発見した点・改善点
- 呼び止めたら、不機嫌そうでも返事をし、メモに書いたことを言えた。
- あらかじめメモに書き、それを見ていたから、その場で言えたと思う。
- 息子は、きちんと伝えれば謝ることができると思い、少し元気が出た。
- 謝れたことをほめていないので、ほめたほうがいい。しかし、言い方が少しふてぶてしかったので、それを直せるように伝えたほうがいい。→次回、アクションプランに。

立てていきます。

花江さんの場合、「問題解決策リスト」をもとに実行した結果、息子の足の速さに圧倒されて言えなかった点を考慮して、「息子をその場で呼び止める」ことも含めて、自分で行動の手順が明確にわかるようなものにしました。

◆「③開始時期」の書き方

「③開始時期」には具体的な日時を挙げるようにすると、より実行の可能性が高まります。ただこれも、実行可能な時期をきちんと吟味したほうがよいでしょう。患者さんによっては解決を焦るあまり、開始が困難な時期を挙げる場合もあるからです。

花江さんは、「○月○日、次回の英会話のときから」としました。

◆「④イメージ」し、「⑤心配なこと」を書く

ここまで書き込んだら、患者さんに、実行している自分を「④イメージ」してもらいます。イメージすると、患者さんにはいろいろな心配や不安がわいてくることがありますので、それを「⑤心配なこと」に書きます。心配や不安の背景には、「～があるとうまくいかないだろう」「やっぱり自分にはうまくできない」などといった自動思考がある場合があります。心配や不安が大きくなると、うまく実行できなくなります。特にうつ病患者さんの場合、それまでに何度も「やっぱり自分にはできない」と悲観的に結論づけ、実行しないまま終わるということが繰り返されてきた可能性があります。

心配・不安を乗り越える方法を考えるための問いかけ方

- 今まで、同じような心配事にどう対処してきましたか？　その方法は今回のことにも使えますか？
- これならできると思う方法はありますか？
- 自分の周りでこの心配事にうまく対処している人はいますか？　自分がその方法を活かすことはできますか？
- 自分の信頼している人だったら、この心配事にどう対処すると思いますか？　自分には、何が活かせると思いますか？
- うまく実行している自分を想像しましょう。そのとき、その心配事にどう対処していますか？

花江さんは、呼び止めても、不機嫌そうな顔をして、そのまま足早に行ってしまう息子の姿を想像しました。

◆「⑥心配を乗り越える方法」の書き方

そこで、アクションプランでは、「⑥心配を乗り越える方法」を事前に考えておくことが鍵となります。上の表のような問いかけを行って、心配を乗り越える方法を考えていきます。このような問いかけ方をしてみると、患者さんは自分で心配を乗り越える方法を考えることができます。

花江さんは、「もし不機嫌そうに足早に通り過ぎようとしても、もう一度、呼び止めればいい。そして、謝るように言うことに集中する」という方法を思いつき、記入しました。

◆「⑦実行」し、「⑧計画の達成状況」を書く

そこまで考えたらいよいよ「⑦実行」です。

患者さんは、⑥で心配を乗り越える方法を事前に考えていますから、実行もよりスムーズにできるようになっています。

「⑧計画の達成状況」では、実行した日ごとに、事実のみ、すなわち解釈などは入れずに書き込むようにします。このとき、できなかったことばかりを記載する患者さんの場合は、うまくいった点についても書き込むように伝えます。

花江さんは、実行した日ごとに、うまくいった、いかなかったにかかわらず、結果のみを書き込むことができました。

◆「⑨発見した点・改善点」を書く

最後に、この計画を実行した結果、「⑨発見した点・改善点」を記載します。今回実行してみて何を学んだのか、何を改善するとよりよくなるかを考えていくのです。このとき、患者さんが自分のできたことに注目できるようにはたらきかけるとよいでしょう。また、問題解決策リストの評価と同様に、アクションプランのプロセス全体も振り返り、なぜうまくいったのか、あるいはいかなかったのかを吟味します。

今後改善したほうがよい点があれば、再度「アクションプラン」の作成に取り組むよう促すのもよいでしょう。

花江さんの場合、②で細かく挙げた行動の仕方、たとえば、メモに書いておく、呼び止めるなどについて振り返り、今回のように自ら行動を起こせば息子の行動に変化が見られる点に気づけました。今後の改善点としては、息子ができたことについてはほめ、もう少し直したほうがよい点については伝えたほうがよいだろうということになりました。

◉行動リハーサルが成功率を高める

患者さんの「②アクションプラン」が決まったら、できれば面接のなかでそれを看護師とリハーサルしておくと、成功する確率が高まるでしょう。

たとえば「夫に自分の病状を伝える」という計画を立てた場合、夫役を看護師、妻役を患者さんがとり、ロールプレイをしてみるのです。次に役割を逆にして夫役を患者さん、妻役を看護師がやってみると、患者さんはどういう伝え方が効果的かを実感できたり、別の新しい伝え方があることに気づくことができるでしょう。さらに役割を換えて、もう一度妻役を患者さんがやり、新たな伝え方を取り入れてみるとよいでしょう。

コミュニケーションに関しては、こうしたリハーサルを含めて、練習の機会を多くつくって臨むと効果的です。

5-3 問題解決法を使って ——「アクションプラン」②

花江さんは前回の面接以降3回外泊をし、その前後で、Y看護師と一緒に認知再構成法に取り組んできました。悪い方向の考えが浮かんできても、それをはね返す考えを自分に問いかけるようにし、大きな落ち込みを避けられるようになってきました。

しかし外泊中、少し家事をすると疲れ、また体が重いこともあり、つい横になりそのまま2〜3時間寝てしまうことが続きました。寝てしまうと、「私はやっぱりだめだ」と悪い方向の考えが出てきて落ち込んでしまいます。

そこで、今回の面接では、この問題に対してアクションプランをつくって取り組むことにしました。

アクションプランをつくるための面接例

この面接で何が行われていたか

花江さん：外泊中、どうしても横になってしまうんです。少し掃除したりとか、夕飯をつくっただけで……。そうすると、2時間くらい寝てしまって。気づいたら、家族は夕飯を食べて、もうあと片付けしてくれているとか……こんなことじゃだめだ、と思うのですが。

Y看護師：外泊中にそういうことが続いているようですね。今日は、アクションプランを作成してみましょう。（アクションプランのシートを見せながら）これを作成して、明日からの外泊で実行してみるとよいと思いますが、いかがでしょうか？

花江さん：はい、そうしてみたいと思います。

Y看護師：そうしたら、今回でアクションプランの作成は2回目になりますので、今日は花江さん自身で書いていきましょう。まず、アクションプランの目標を設定しましょう。花江さんはどうなることが目標ですか？

花江さん：家事のあとに横にならないようにすることですね。

Y看護師：❶全く横にならない、ということですか？

花江さん：そうですね。少しでも横になると寝てしまうから。

Y看護師：❷これまで外泊中、おうちでは1日にどれくらい横になっていましたか？

花江さん：朝は、9時過ぎくらいに起きて、少し朝ごはんを食べて、それからお昼までなので、2時間くらいですね。午後は、昼食後にやはり2時間くらい横になり、少し買い物に行って、30分くらい横になって、それで夕食をつくって、食べずに寝てしまうこともあります。

Y看護師：❸それくらい横になっているのであれば、急に全く横にならない

❶❷❸Y看護師は、花江さんの目標が無理のない範囲のものになるよう、質問しながら調整しようとしています。

というのは無理があるかもしれませんね。どこか1か所、横にならないように絞ってみてはどうですか?

花江さん：確かにそうですね……。そうしたら、夕食をつくったあとベッドで横になるのはまずやめたいなと思います。午前は全体的に気分がよくないので、横になれたほうがよい気がします。午後横になるのをどこか1か所やめるということだったら、夕食の支度のあとがいいです。家族と夕飯を食べられないのはさみしいですから。

Y看護師：わかりました。❹そうなると目標の設定はどうなりますか?

花江さん：「夕飯の支度のあと、寝てしまわないようにする」でしょうか?

Y看護師：❺いいですね。それを書きましょう。

花江さん：はい。(「①目標設定」に「夕飯の支度のあと、寝てしまわないようにする」と記入)

Y看護師：次に、「②アクションプラン」ですね。❻具体的には何をどのようにしたら、うまくいくと思いますか?

花江さん：横になりたくなるのは、夕飯をつくるのに1時間以上かけているからかもしれないです。せっかく外泊で帰ってきているのだから、それなりに手づくりのものにしようと思って、かなりのエネルギーを使っています。もう少し料理の時間を短くすれば、疲れすぎないかもしれないです。

❹花江さんが自分で目標設定できるように、質問しています。

❺花江さんの考えを支持しています。

❻❼❽❿⓬「②アクションプラン」「③開始時期」について、花江さんが自分で考えられるように質問しています。

Y看護師：料理の時間を短くするということですね？ ❼何分くらいにしますか？

花江さん：45分くらいにします。今、1時間半くらいかかってますから、半分ですね。

Y看護師：❽あとはどう工夫しましょうか？

花江さん：台所とベッドが近いので、すぐ、ベッドに行ってしまうんです。それで、そのまま寝てしまうことにもなるので、疲れたらソファで休むようにすると、そのまま寝なくてすむかもしれないです。息子もテレビとかを見ていますから。

Y看護師：❾それはいい考えですね。ソファで休むなら、寝てしまわなくてすむかもしれませんね。❿それらをまとめてみると、アクションプランは？

花江さん：「夕飯の支度を45分ですませる。支度後、疲れたら、ソファで休む」ということですね。（「②アクションプラン」にそれらを書き込む）

Y看護師：⓫具体的なプランが立てられて、いいですね。そこで、⓬「③開始時期」はいつにしますか？

花江さん：明日の夕飯の支度のときからですね。16時くらいですね。（「③開始時期」に「○月○日、16時」と記入する）

Y看護師：⓭それでは、明日の16時。自分が夕飯の支度をはじめるところか

❾⓫花江さんから出てきた答えを支持しています。

⓭実施している場面をイメージし、心配や不安なことが生じるかどうかをたずねています。こういうとき、多くのうつ病の患者さんはなんらかの心配や不安を表現します。

ら、今のプランを実行している様子をイメージしてください。何か、心配や不安を感じることはないですか？

花江さん：……そうですね。⑭ソファに座って、そのまま寝てしまうこともあるように思って。これまでもソファで寝てしまったことが何度かありますから。

Y看護師：そうですか。そうしたら、「⑤心配なこと」に、「ソファに座って、そのまま寝てしまうかもしれない」と書きましょう。（花江さんが、それを書き込む）これから、その心配を乗り越えるのにどうしたらよいかを考えたいと思います。⑮これまでに何度かソファで寝てしまったことがあったようですが、寝なくてすんだこともあったのですよね？

花江さん：ありましたね。

Y看護師：⑯そのときは、どうしたらそうできたのですか？

花江さん：息子がソファの周りで騒いでいたり、急に大きな音でテレビをつけたりしたときですね。息子が目覚まし時計をかけていて、それで起こされたこともありましたね。

Y看護師：なるほど。

花江さん：でも、最近息子もあまり騒ぐことがなくなったんですよね。実際私が寝てしまうと、息子も気をつかっているのか、起こさないでそのまま静かにしてくれているという感じなのです。夫にそうするように

⑭やはり花江さんから心配なことが挙がりました。

⑮⑯花江さんにそれを乗り越えるための方法を考えてもらうため、過去の成功体験を思い起こすように質問しています。

言われているのかもしれませんが。

Y看護師：そうですか。そうすると息子さんに起こしてもらうのは、少し無理がある感じですかね。⑰目覚まし時計という話もさっき出てましたが……。

花江さん：そうですね。そうしたら、自分で目覚ましをかけるのがいいかもしれません。ソファに座るときに目覚ましを15分後とかにセットしておけば、もし寝てしまっても、15分後に目覚ましで起きられますから。

Y看護師：なるほど。それもいいですね。⑱それをやってみますか？

花江さん：はい、そうしてみます。（「⑥心配を乗り越える方法」に、「ソファに座るときに目覚ましを15分後にセットしておく」と記入）

Y看護師：月曜に外泊から帰ってきたら、やってみてどうだったかお話ししてくださいね。⑧と⑨のところを書ける範囲で書いてきてください。

花江さん：わかりました。

⑰出てきた回答のなかに、今回活かせそうなものがあったので、それに気づくように質問しています。それにより、心配を乗り越えるための方法を花江さん自身がみつけやすくなりました。

⑱最後に、実行の意思を確認しています。

アクションプランの結果を検討するための面接例

＊外泊から戻ってきた花江さんに、アクションプランの結果を報告してもらいました。

Y看護師：アクションプランを実行してみて、いかがでしたか？　書いていただいたものを見ながらやっていきましょう。

花江さん：はい。（アクションプランのシートを見せながら）こんな感じで書いてきました。帰った日の夕食の支度は1時間くらいで終わらせることができましたが、やはり疲れたので、ソファで横になろうかなと思って、目覚ましを15分後にセットしました。目覚ましが鳴ったとき、起きることはできたのですが、そのまま10分くらいソファでぼーっとしていて動けませんでした。そしたら息子が「ご飯食べようよ」と言ったので、それでダイニングへ行けました。次の日は、夫が珍しく「ピザでもとろうよ」と言ってきて、息子もピザが大好きなので宅配を頼みました。ですから夕食の支度はしなくてすんで、私も久しぶりにピザを食べながらテレビを見ていました。たぶん夕食の支度で疲れていなかったから寝ないですみ、テレビも見ることができたのだと思います。

Y看護師：そうですか。❶夕食の支度後に寝てしまわないようにするという

この面接で何が行われていたか

❶花江さんから、実行したこととその結果を報告してもらったところ、目標が達成できていたので支持しています。

花江さんのアクションプラン

①目標設定 夕飯の支度のあと、寝てしまわないようにする。
②アクションプラン 夕飯の支度を45分ですませる。支度後、疲れたらソファで休む。
③開始時期 ○月○日、１６時
④イメージする ◆◆◆◆◆◆◆◆◆◆◆◆◆◆◆◆◆◆◆◆◆◆◆
⑤心配なこと ソファに座って、そのまま寝てしまうかもしれない。
⑥心配を乗り越える方法 ソファに座るときに目覚ましを15分後にセットしておく。
⑦実行 ◆◆◆◆◆◆◆◆◆◆◆◆◆◆◆◆◆◆◆◆◆◆◆
⑧計画の達成状況 • ○月○日　夕飯の支度は１時間で終えられた。疲れたので、15分後に目覚ましをセットしてソファで横になった。目覚ましが鳴って起きることはできたが、そのまま10分くらいソファでぼーっとしていた。息子から「ご飯食べようよ」と言われて、ダイニングへ行けた。 • ○月○日　夫が珍しくピザを食べたいと言ったため、宅配ピザを頼んだ。夕飯の支度はしなかったのであまり疲れず、ピザを食べながらテレビを見て過ごせた。
⑨発見した点・改善点 • 夕飯の支度の時間が短いと疲れが少なくてすむ。目覚ましは効果があると思った。 • 息子に「ご飯食べようよ」と言ってもらうのはよいと思った。 • たまには宅配サービスを活用するとよいかも。楽だなと思った。

目標は達成できましたね。よかったですね。

花江さん：はい。そうですね。本当によかったと思いました。

Y看護師：❷うまくいったのは、どうしてだと思いますか？

花江さん：❸たぶん、夕食の支度の時間を短くしたことが大きかったと思います。また、目覚ましをかけるのはやはりよかったですね。ピザをとったときは、本当に何もしなくてよくて、正直言うと楽だなと思いました。

Y看護師：なるほど。❹夕食の支度の時間を短くするというのは疲れないために効果的だったかもしれないですね。目覚ましもよい案でしたね。宅配も、これまでは使う発想が全くなかったと思いますが、花江さんに選択肢が増えてよかったのではないでしょうか。あとはどうですか？

花江さん：❺息子が「ご飯食べようよ」と言ってくれたのが、ダイニングに行くきっかけになりました。

Y看護師：❻息子さんの「ご飯食べようよ」の一言も効果があったようですね。❼今回、夕食の支度後に寝てしまわないという1つのことが達成できて、認知行動療法をはじめるときに立てた目標の達成にまた一歩近づきましたね。❽次の外泊のときにも今回のことを参考に、少し目標の範囲を広げてやってみますか？

花江さん：はい、やってみます。

❷なぜ今回うまくいったのかを質問しています。うまくいった理由をきちんと押さえることで、今後それを問題解決のために活かすことができるからです。

❸❺花江さん自身でうまくいった理由を挙げてもらうことが大切です。

❹❻花江さんから挙がった理由をきちんと支持し、押さえています。

❼今回の目標達成が、全体の目標のなかのどこに位置づくかを確認しています。患者さんの意欲を高めるうえで効果的です。

❽次回実施することへの橋渡しをすることも大切です。

5-4 行動活性化を使って 「活動記録表」

◉意欲や活動性の低下が見られたとき

うつ病の患者さんや慢性期の統合失調症患者さんには、意欲や活動性の低下が見られることが多くありますが、そうした状態のときに看護としてどのように介入していくかは大きな課題です。

うつ病患者さんの場合、急性期では活動レベルが下がります。これまでは「まずは休息」という原則がとられ、活動レベルを上げるための介入は基本的には行われませんでした。しかし一方、活動性の低下が続くと、さらに患者さんの興味や関心が失われ、無力感、セルフケアレベルの低下、自己評価や自尊心の低下、問題解決能力の低下につながってしまうことがあります。ですので患者さんの回復状況を見ながら、**活動性の低下に対して認知行動療法で適切に介入していく**ことが、早期の回復を促進させるうえで重要です。

◉活動記録表をつくる

「やる気が出ず、1日何もせず布団のなかで過ごした」「昼間寝てしまい、何もできない」といったような話をする患者さんは多くいます。このように活動性が落ちてしまっている患者さんがいた場合、認知行動療法の行動活性化として、「活動記録表」をつけていくのが有効です。これで患者さんの日々の生活リズムや活動状況などを観察・把握し、吟味していきます。

花江さんの活動の記録をつける

計画を立案した際、花江さんとY看護師は、今後活動量を少しずつ上げていくために、外泊したときに「活動記録表」をつけていくことで合意していました（101頁）。活動量を上げるためには、まずは実際の生活の様子を把握することが必要だからです。今回の外泊で花江さんはこの記入に挑戦し、実際に行った活動と共に、そのときのやる気はどうだったのかを活動記録表に記入してきてくれました。

この表は1週間単位で、毎日1時間ごとに活動した事柄を書いてもらうというものです。そして事前に観察したい〈気分〉を決めておき（花江さんの場合は、「やる気」）、それがその時々でどの程度の強さだったかを記載するようにします。こうすると、どんな活動をしたときにどう〈気分〉が変化するかが見えてきます。

◉活動記録表をどう読むか

次に188頁の表に挙げた質問例を参考に患者さんに質問し、活動記録表の分析をします。時間帯によって〈気分〉の程度に違いはあるか、〈気分〉の程度によって活動内容に違いはある

花江さんの活動記録表（外泊中）

各欄に活動内容と、そのときの気分（例、やる気）の程度を点数（0～100）で記載する					
時間	○月○日（月）	○月○日（火）	○月○日（水）	○月○日（木）	…
午前6～7時	睡眠	起床（10）	睡眠	起床（10）	…
午前7～8時	起床（10）	洗面、朝食（20）	起床（10）	朝食（20）	…
⋮	⋮	⋮	⋮	⋮	…
午後4～5時	昼寝（30）	買い物（40）	昼寝（40）	夫と散歩（40）	…
午後5～6時	息子を教室に送る（40）	息子を教室に送る（50）	夕食の支度（40）	家族で外食（60）	…
⋮	⋮	⋮	⋮	⋮	…
午後9～10時	入浴（40）	友人と電話（60）	テレビを見る（50）	就寝（30）	…
午後10～11時	就寝（20）	就寝（20）	就寝（30）	睡眠	…

か、新たに行えるようになった活動や、興味をもっている活動はあるか、などの視点で質問するのです。

花江さんに記録してもらった活動記録表を見ると、花江さんが言うほど何もできていないわけではないようです。

花江さんの場合、やる気の程度が「60点」と最も高かったのは、友人と電話で話したり、家族で外食に出かけていたときでした。これらのことから花江さんは、彼女にとって大切な人と過ごしているときにやる気が出ているように見受けられます。

そこで今よりも少し、大切な人と過ごす時間を増やしてみると、活動の幅が広がる可能性がありま

活動記録表を分析するための質問例

1. 観察した気分の程度が強かったときは、どの時間帯でしたか？
   何をしていましたか？
2. １で挙げた活動にはどんな特徴がありますか？
   また、他の時間帯や別の日にも行うことは可能ですか？
3. 観察した気分の程度が弱かったときは、どの時間帯でしたか？
   何をしていましたか？
4. ３で挙げた活動にはどんな特徴がありますか？
   その活動を改善するためにどんなことができますか？
5. 以前、行えなかったことで、今行えている活動は何ですか？
   それを続けるためにどんなことができますか？
6. 以前、行えていたことで、今はやめてしまった、または頻度が減った活動は何ですか？　それを再開することはできますか？
7. 今はしていないが、興味をもっている活動（運動、読書、ボランティアなど）はありますか？
   それを新たな活動として加えることはできますか？

す。その点を花江さんと話し合い、行動を拡大できるかどうか検討することにしました。

ここからアクションプランの作成につなげていくのも効果的です。たとえば171頁のアクションプランの「①目標設定」に、「大切な人（夫、子ども、友人）と過ごす時間を増やす」などを挙げ、それに対して「②アクションプラン」で、具体的に「1日に1回、約20分、夫と話す時間をつくる」のような無理のない範囲でのプランを立て、実行してみるのです。

5-5 行動実験を使って ―「行動実験表」

◉行動実験表をつくる

ここで紹介する「行動実験」は、患者さんが認知再構成法でバランスのとれた考え方を検討し、新たな考え方を発見してみたものの、**患者さん自身がなかなか新たな考え方になじめず確信がもてないようなときに使う**方法です。

行動実験に取り組むことになった一郎さん

統合失調症の一郎さんは、「患者Hさんが透視能力によって自分を見張っている」という妄想をもっていました。看護師Lさんと認知再構成法を行った結果、「Hさんが透視能力をもっているのかどうかわからない」し、「ホールでは見張られる可能性が低い」という適応思考をみつけることができ、「怖い」という気分が95％から70％にまで下がりました。しかし一郎さんは、まだこの新たな考えに対して半信半疑です。そこでL看護師は、一郎さんに、行動実験によって実際に調べてみることを提案しました。

行動実験表を作成するための面接例

L看護師：一郎さん、先日の自動思考記録表（155頁）では「④適応思考」の部分に新しい考えを書きましたよね。それについて今の確信度はどれくらいですか？

一郎さん：（自分の自動思考記録表の④適応思考を見ながら）「Hには透視能力があるかはわからない」の確信度は、70％くらいですね。「透視能力がなければ洗面所から見張ることはできない。ホールにいるときは、これまでに見張られたことはないので、これからもその可能性は低い」のほうは、50％くらいですね。透視能力がなくても、ホールで本当に僕を見張ることはできるから、それが不安ですね。

L看護師：そうですか。そうしたら、この「ホールにいるときは、これまでに見張られたことはないので、これからもその可能性は低い」が本当にそうなのか、実験してみましょう。その前にこの行動実験表（192頁）を作成して、それから実際に実験してみましょう。一郎さん自身で、この表を書いてもらいたいのですが、まず、「①試してみる考え」ですね。さきほどの考えを書き込みましょう。

一郎さん：はい。（「①試してみる考え」に、「透視能力がなければ洗面所から見張ることはできない。ホールにいるときは、これまでに見張られたことはな

いので、これからもその可能性は低い」を書き込む)

L看護師：確信度は、50%でしたね？　じゃあそう書いてください。

一郎さん：はい、そうです。(確信度に「50%」を書き込む)

L看護師：次に「②実際に実験すること」ですが、❶いつ、どこで、どうやってしましょうか？

一郎さん：やっぱりホールにいるところをHに見張られるかもしれないと思ってしまうから、それを確かめたいです。

L看護師：❷一郎さんがホールにいるときですね？　一郎さんは、1日のうち、いつ、ホールに出ていることが多いのですか？

一郎さん：だいたい午前中とか、あとは、昼食とか、夕食のあとですね。

L看護師：❸一番長くいる時間としては、午前ですか？

一郎さん：はい、そうです。

L看護師：では❹午前中に、一郎さんがホールにいるとき、Hさんがどれくらい一郎さんを見ているかを調べるというのはどうでしょう。

一郎さん：そうですね。僕はホールにいて、Hは洗面所にいることが多いから、僕が洗面所のほうを見て、Hが僕を見ているかどうかを調べてみればいいですよね？

L看護師：そうですね。それを②に書き込みましょう。

一郎さん：はい。(「②実際に実験すること」に、「午前中、ホールにいるとき、

❶❷❸❹L看護師は、「実際に実験すること」が具体的なものになるように意識して質問を重ねています。

アセスメント　看護計画　介入―行動　評価

一郎さんの行動実験表（途中）

①試してみる考え
透視能力がなければ洗面所から見張ることはできない。ホールにいるときは、これまでに見張られたことはないので、これからもその可能性は低い。 **確信度** 50%
②実際に実験すること 午前中、ホールにいるとき、洗面所のほうを見て、Hが僕を見ているかどうかを調べる。 ③予測される問題 Hがもし見張っていたら、怖くなってホールから部屋に戻ってしまう。 ④問題が起こったときの対処 マンガを読む。 ⑤実験結果 ⑥結果から得られる「①試してみる考え」の確信度
⑦この実験から学んだこと

洗面所のほうを見て、Hが僕を見ているかどうかを調べる」と書き込む）

L看護師：次の「③予測される問題」ですが、❺一郎さんがこれをやっている自分を想像したとき、何か問題が起こりそう、とか心配に思うことはないですか？

一郎さん：う～ん。そうですね。Hがもし見張っていたら、怖くなってホールから部屋に戻ってしまうと思います。

L看護師：そうですか。もしHさんが見張っていたら、怖くなって部屋に戻ってしまうかもしれないのですね？　じゃあそれを書き込みましょう。

一郎さん：はい。（「③予測される問題」にそれを書き込む）

L看護師：どうしたら、それにうまく対処して、実験が実行できると思いますか？

一郎さん：う～ん。難しいですね。

L看護師：❻これまでに、Hさんから見張られていると思ったとき、どう対処したら、その場所から離れずにいられることができましたか？

一郎さん：……え～と、好きなマンガを読みます。そうすると、Hのことが気にならなくなりますね。

L看護師：❼なるほど、「④問題が起こったときの対処」として、「マンガを読む」というのは、いいかもしれないですよ。

一郎さん：ああ、そうですね。ホールにマンガを持っていけばいいですね。

❺場面をイメージしてもらい、事前に不安や心配なことを出してもらうと、その対策を立てておくことができ、実験することが達成しやすくなります。

❻過去に見張られていると思ったときにとった対処法を聞くことで、現在の問題への対処法を一郎さんに考えてもらおうとしています。

❼過去の成功体験を今回の問題への対処にも使える可能性があることを提案しています。また、このように対処法を挙げることで、一郎さんの実行するときの不安や心配は軽減されました。

Hに見張られていると思ったら、マンガを読めばいいですね。それを書きます。（「④問題が起こったときの対処」に、「マンガを読む」を記入）

L看護師：❽いいですね。では、これで実験できそうですか？

一郎さん：はい。やってみます。

❽一郎さんの考えを支持することが大切です。また最後に、実験できそうか確認しています。

行動実験の結果を検討するための面接例

＊1週間後の面接で、一郎さんに行動実験の結果を報告してもらいました。一郎さんは自分自身で、「⑤実験結果」以降の行動実験表を書き込んできてくれました。

L看護師：やってみてどうでしたか？

一郎さん：はい。こんな感じでけっこう書き込めました。

L看護師：（ひととおり読んで）❶結果が具体的に書けていていいですね。❷「①試してみる考え」の確信度が80％に上がりましたね。どうしてこんなに上がったと思いますか？

一郎さん：そうですね。Hはあまり僕のことを見ていなかったです。洗面所には来ていたけど。ホールにいるところを見張っているという感じじゃなかったです。

この面接で何が行われていたか

❶実験が行え、具体的に書き込めた一郎さんを支持しています。

❷確信度が上がった理由を一郎さん自身がどう考えるか、確かめています。ここで患者さん自身の考えを聞き、考えにどのような変化があったかを確認することが大切です。

一郎さんの行動実験表（完成）

①試してみる考え

透視能力がなければ洗面所から見張ることはできない。ホールにいるときは、これまでに見張られたことはないので、これからもその可能性は低い。

確信度 50%

②実際に実験すること

午前中、ホールにいるとき、洗面所のほうを見て、Hが僕を見ているかどうかを調べる。

③予測される問題

Hがもし見張っていたら、怖くなってホールから部屋に戻ってしまう。

④問題が起こったときの対処

マンガを読む。

⑤実験結果

○月○日 2時間ホールにいて、洗面所を見ていたが、Hの姿は見えなかった。
○月○日 1時間半ホールにいて、洗面所を見ていたら、Hが30分くらいいるのが見えた。見張っているように思ってマンガを読んだ。でも、Hはホールは見ておらず、ときどき鏡をのぞきこんでいた。
○月○日 1時間半ホールにいた。洗面所にHが3回来た。そのとき、2回くらいホールを見たので、マンガを読みかけたが、自分とは目が合わなかった。
○月○日 1時間ホールにいた。そうしたら、Hがやってきて、テレビをつけた。でも、僕のほうは見なかった。

⑥結果から得られる「①試してみる考え」の確信度

80%

⑦この実験から学んだこと

Hは僕をあまり見ていなかった。
ホールにいるところは見張られていないかもしれない。

L看護師：③それに気づいて確信度が上がったのですね。

一郎さん：はい。でも、まだちょっとわからないとは思っているんです。たまたまこのときは見張っていなかったけど、別のときには見張っているかもしれないと思って。

L看護師：なるほど。④まだ気にはなっているのですね。でしたら、もう少しこの実験を続けてみますか？

一郎さん：はい。そうしてみます。

③④一郎さんの考えを確認し、それに応じて次の課題につなげようとしています。

＊確信度が100％になることは稀です。しかし行動実験を行うと、新しい考え方への確信度が以前よりも上がり、「怖い」「不安」といった気分が改善されるようです。一郎さんのようにまだ不安が拭い切れないようなときは、継続して行動実験を行うのもよいでしょう。

認知と行動へアプローチするためのその他の方法

【思考停止法】

思考停止法は、悲観的で非適応的な考え方を停止させ、より肯定的で適応的なものに置き換える方法です。これは、不安障害の患者さんに特に役立ちます。

非適応的な考えが浮かんだら、自分に向かって「やめろ！」「そんなふうに考えるんじゃない！」などと命令をしてみます。声に出して言う場合もあれば、心のなかで言ってみてもよいのです。そのとき、その命令をより強化するために、ストップと手を挙げている警官や赤信号などをイメージすると効果的です。その後、患者さんがリラックスできるような光景（楽しかった思い出、好きな人物など）をイメージできるようにします。まずこれらをセッションのなかで練習し、その後ホームワークとして出すようにします。

【自己教示法】

状況に対する思い込みを払拭し、前向きな行動につなげるための言葉を繰り返し自分に言い聞かせる方法を自己教示法といいます。初めは実際に自分で声に出して言い、徐々に心のなかで言うようにしてみたり、コーピングカードを作成し、それを見ながら実施することもできます。常に持ち歩く手帳や携帯電話を活用するのもよいでしょう。

たとえば、問題解決法に取りかかる前に「とりあえずやってみよう」「1つずつ取り組もう」などの言葉を自分にかけるようにしたり、「こんなこと言ったら嫌われるかもしれない」などの自動思考が浮かんできたら、「結果は考えず、自分の思いを伝えることがまず大切だ」などと自己教示してみると、一歩踏み込んだ行動が起こせることがあります。

気持ちを落ち着かせるために、「心配しない！」「落ち着け！」「よし、この調子だ！」「これを続ければよくなっていく！」のように自分に言葉をかけることもできます。

【読書療法】

読書と聞くと、こんなこともアプローチ法なのかと思われるかもしれませんが、認知行動療法では患者さんに積極的に、病気や治療、認知行動療法に関する書籍、インターネット上の資料などを読むように勧めていきます。それも心理教育のひとつなのです。

昨今、患者さん向けの書籍だけでなく、ＤＶＤ、認知行動療法関連のホームページ、携帯サイトが公開されるなど、患者さんが学習するための資料が容易に入手できるようになっています。私が実施している集団認知行動療法でも、書籍やＤＶＤを紹介して、セッション以外でもそれらをとおして学習することを推奨しています。

【リラクセーション法】

リラクセーション法は、心身の緊張を緩めるために行うもので、不安や緊張が強い人に用います。認知行動療法の面接のなかで、緊張をほぐすための技法として看護師が一緒にやりながら指導するとよいでしょう。

腹式呼吸、ストレッチ、漸進的筋弛緩法、自律訓練法などさまざまな方法があります。患者さんが継続しやすいものを選ぶとよいでしょう。それぞれの方法は他書をご参照ください。

【メリット・デメリットの検討】

ある出来事をどう認知するか、あるいはその出来事に対してどういう行動をとるかには本来多くの選択肢がありますが、うまく意思決定ができない患者さんがたくさんいます。その場合、それぞれの認知や行動のメリットとデメリットを検討すると効果的です。メリットとデメリットの両面を検討して決めたことには、比較的自信をもって取り組め、それに対して責任をもつことにもつながります。

患者さんのなかには、ある物事のデメリットばかりが見えてしまい、メリットに気づけないことから非適応的な選択をしている人もいます。たとえば夫に伝えたほうがよいと思うことがあっても、「話しかけるといつも愛想が悪くて気分が悪くなる」といったように、伝えることのデメリットのみに注目することから、結局伝えないまま終わってしまうということがあります。この場合、この自動思考を検討していくことも大切ですが、夫に伝えることのメリット・デメリット、そして、伝えないまま終わることのメリット・デメリットも検討すると効果的です。

【スキーマの特定・修正】

スキーマは、自動思考の根底に潜在的に存在する確信的な考え、信念体系です。自動思考はスキーマの影響を受けます。自動思考を検討していくうちに、いろんな場面で共通するテーマ（たとえば「私は能力が低い」「人から愛されなければ生きていけない」など）が現れてくることがありま

アセスメント
看護計画
介入—行動
評価

すが、それがその人の特徴的なスキーマである場合があります。自動思考のみでなく、スキーマへの介入も行うことができれば、将来的に再発が予防できる可能性が高まります。

スキーマを特定する方法に、下向き矢印法があります。これは、患者さんが表現した自動思考には潜在的にスキーマが存在すると仮定し、一連の質問をしていく方法です。

本文で紹介したうつ病の花江さんの場合、「自分はもう家族に必要とされていないに違いない」という自動思考がみられました。その根底にどんなスキーマが存在していたのかを探るためには、「それが事実だとすると、あなたにとってどんな意味がありますか?」のように質問を重ねていきます。それを繰り返すと、次頁の表のようになります。

スキーマの修正のためには、ソクラテス式質問法（31頁）、また認知再構成法における理由（根拠）や自動思考をはね返す考え（反証）の検討（121頁）の他、このコラムでも紹介したメリット・デメリットの検討、行動実験（189頁）などを行っていきます。スキーマは長い時間をかけて形成されてきた考え方であるため、簡単に変えるのは困難です。時間をかけてじっくり取り組む姿勢が必要になります。

【注意そらし法】

不安が強い、怒りのコントロールができないなど、気分の動揺が激しい患者さん、幻聴や妄想に左右されている患者さんなどは、そのことばかりに注意が向き、それ以外のことに目を向けられなくなっていることが多くあります。そうなると、生活や対人関係にも問題が生じる可能性があります。こういうときは、一点に集中している注意を他にそらすことを試みます。これを注意そらし法

下向き矢印法の例

花江さん：私はもう家族に必要とされていないに違いない
Y看護師：「それが事実だとすると、あなたにとってどんな意味がありますか？」

⬇

花江さん：私は母親として、嫁として、妻として価値がない
Y看護師：「それが事実だとすると、あなたにとってどんな意味がありますか？」

⬇

花江さん：私は家族から見捨てられるだろう

といいます。

注意をそらす方法は、散歩をする、テレビを見る、音楽を聴く、友人と話すなど、いろいろありますね。患者さんと話し合ってどんな方法が効果的かを探してみるとよいでしょう。幻聴で苦しんでいる患者さんのなかには、音楽を聴いたり、家族や友人と話すなどして、幻聴の声から注意をそらしている人もたくさんいます。統合失調症の患者さんには特に、そうした対処法を積極的に取り入れ、身につけられるようにはたらきかけることが有効でしょう。

【注意狭小化】

注意そらしとは逆に、分散している注意の範囲を狭めることを注意狭小化といいます。躁状態の患者さんが落ち着きなくうろうろと歩き回る、統合失調症の患者さんが大量の情報をうまく処理できず混乱するなど、注意が一点に集中できずに問題が生じる場合がよくあります。こ

ういう場合に何か1つのことに注意を集中して、それ以外のことは考えない、しないようにします。
ワークシートに書き込む作業をする、パソコン作業をする、スポーツをする、日記をつける、読書するなど、さまざまな方法があります。病院などで実施している作業療法は、まさに注意を集中させることをねらっているものです。

【コーピングカード】

コーピングカードは、患者さんが認知行動療法のセッションのなかで学んだことを実践するときに役立ちます。名刺サイズ、あるいは持ち歩ける程度の大きさのカードを患者さんに準備してもらいます。認知行動療法のセッションで取り上げた、患者さんにとっての重要な場面、たとえば、休職中のうつ病患者さんが上司と面談する場面などを選び、認知再構成法や問題解決法などで挙げたバランスのとれた考えや対処法などをそのカードに書き出します。それをその場面の前に何度も見て、自分に言い聞かせたり、対処法を練習したりします。カードではなく、手帳や携帯電話などを活用してもよいでしょう。

第6章

評価する

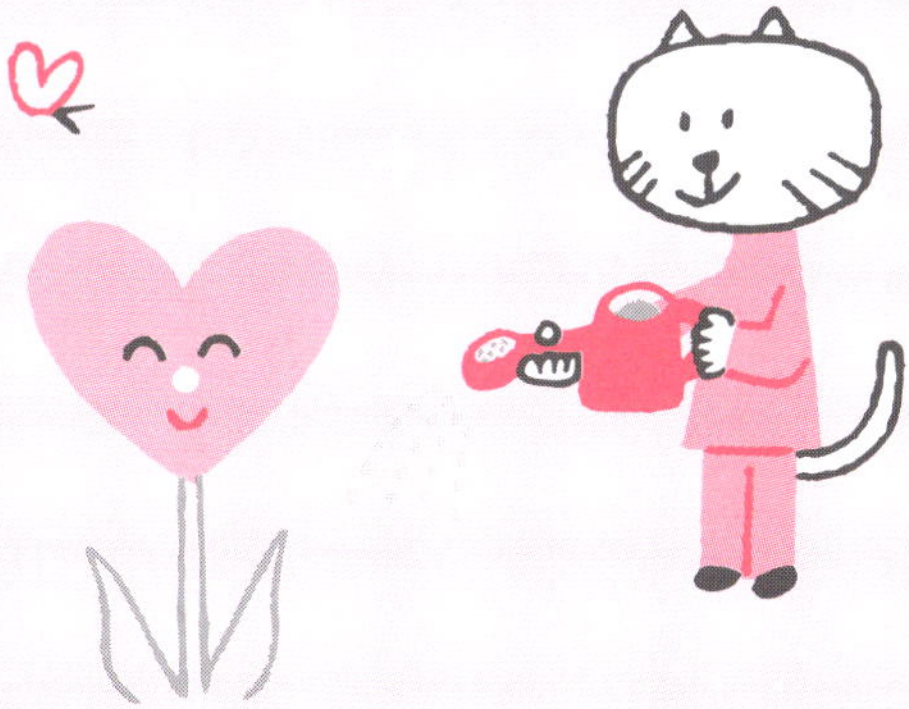

6-1 介入した結果を評価する

◉実施・評価シートを使って

認知行動療法を実施したあとは、そのプロセス全体を評価する必要があります。評価するためのひとつのツールとして「実施・評価シート」があります。

次頁に、うつ病の花江さんが書いた「実施・評価シート」を紹介します。

「実施」欄は面接終了時ごとに書き、「評価」欄は1クールが終わった時点で看護師と一緒に書きました。

「実施」欄には、できたこと、できなかったことの両方を含めて書くことが大事です。

花江さんの「評価」欄には、95頁に記載した短期目標①、②それぞれについて達成状況と効果があったことがきちんと書かれていますね。そして「新たに発見したこと」「今後の改善点」に前向きな記述が見られます。

私たちが行う看護は、アセスメント→看護計画→介入→評価というプロセスをたどります。評価した結果、十分な成果が得られていなければ、またアセスメント→看護計画→介入→……というプ

花江さんの実施・評価シート

○ 年　○ 月　○ 日（ ○ 曜日）

<実施>できたこと、できなかったことの両方を含めて書く

○月○日　短期目標①について

Ｙ看護師から自動思考記録表の作成方法を聞いた。外泊についての不安な場面の自動思考を調べた。それをいろんな見方ができないかを考えた。

ホームワーク：外泊中に悪い方向の考えが浮かんだら、自動思考記録表を作成。

○月○日　短期目標①について

ホームワークだった外泊中の自動思考記録表を報告した。「⑤自動思考をはね返す考え」と「⑥バランスのとれた考え」を挙げることなどが難しかった。Ｙ看護師に質問してもらうことでいろんな考えが出せた。自分だけでしたときよりも気分が楽になった。「もし自分が病気でなく元気だったときならどう考えるか」とか「妹だったらなんてアドバイスしてくれるか」という質問が使えると思った。

○月○日　短期目標②について

外泊中、夕食の支度後に寝てしまわないように、アクションプランを立てた。夕飯の支度を45分ですませて、疲れたらソファで休むことにした。しかし、ソファに座って、そのまま寝てしまうことが心配だったので、目覚ましをセットすることにした。

○月○日　短期目標②について

アクションプランを実行し報告した。夕食の支度の時間が短いと疲れが少なくてすむ。ピザをとるのも楽だと思った。息子に「ご飯食べようよ」と言ってもらうのはよいと思った。

花江さんの実施・評価シート

<評価>　評価日 ○ 年 ○ 月 ○ 日 （ ○ 曜日）

- 目標の達成状況

目標①：80%くらい達成できた。

目標②：すべてではないが、夕食の支度後に寝ないでいられたり、午後に少し起きている時間が増えたので、50%くらい達成できた。

- 効果があったこと

目標①：自動思考記録表を3回作成し、あとはそこで考えたはね返す考えを手帳に書き込み、悪い方向の考えが浮かんだときに見るようにしたら、つらくなっても気持ちが立て直せるようになった。

目標②：アクションプランを立てて実行したら、夕食の支度後は寝なくてもすむようになった。午前はまだなかなか起きていることができないが、午後は少しずつだが起きていられる時間が増えてきた。

- 効果がなかったこと

特になかった。

- 新たに発見したこと

今まで１人で家事をかかえ込んでいたので、家族にもう少しやってもらってもよいと思う。姑とのやりとりで悪い方向の考えが浮かぶことは多いが、前よりも対処できるようになったし、寝ないでいられる工夫ができるようになったので、悪循環のパターンが少し改善された。

- 今後の改善点（次の目標設定に向けて）

昼間の活動時間をもう少し増やすために、活動記録表もつける。家事をもう少し家族に任せられるように夫に相談してみる。

これまでやってきた方法をしばらく続ける。

- 備考

ロセスを繰り返します。認知行動療法も同じです。花江さんはこの評価をもとに、きっとまた新たな認知行動療法のプロセスに取り組んでいくことでしょう。

◉患者さんと十分話し合いながら評価する

認知行動療法では、評価も患者さんと一緒に話し合いながら行うことが特徴です。

ここで患者さんのセルフコントロール力を高めるためには、できなかったことに注目するよりも、**できたことをフィードバックし、強化するほうが効果的**です。また、今回の認知行動療法をとおして新たに発見したことは何か、今後の改善点として、目標が達成できなかった場合はどうすればその問題を解決することが可能かを考えます。そしてもう一度アセスメントに戻り、次の目標設定につなげるとよいでしょう。

このような話し合いの際には、**それまでの面接中の患者さんの反応をきちんと観察しておき、本人に伝える**ことも重要です。うつ病の患者さんの場合、面接を開始した当初は表情が暗く、内容の理解にも時間がかかっていたのが、回数を重ねるうちに見違えるように表情が明るくなり、前向きな発言が増え、理解力も高まります。こうした客観的な視点からの患者さんの変化も伝えていくようにします。

◉評価尺度を用いる方法

評価するには既存の評価尺度を用いる方法もあります。

初回のセッションのときに、精神状態、社会生活機能等を測定し、1クールの半ばや終了したとき、また終了して3か月後や6か月後などに同じ評価尺度で測って比較すれば、患者さんの変化が数値的に見えやすくなります。

評価尺度の多くは数値化できるため、効果が目に見え、検証しやすいという特徴があります。そのため、患者さん自身も自分の状態の変化がとらえやすくなります。

既存の評価尺度をいくつかご紹介します。

■抑うつ状態の程度を測る尺度として → 「ベック抑うつ質問票・第2版」(Beck Depression Inventory-Second Edition: BDI-II)

■自動思考を測定する尺度として → 「自動思考質問紙短縮版」(Automatic Thoughts Questionnaire-Revised: ATQ-R)

■スキーマを測定する尺度として → 「非機能的態度尺度日本語版」(Dysfunctional Attitude Scale 24-Japanese Version: DAS24-J)

■症状の包括的アセスメントとして → 「簡易精神症状評価尺度」(Brief Psychiatric Rating Scale: BPRS)

■統合失調症の陽性症状と陰性症状のアセスメントとして → 「陽性・陰性症状評価尺度」(Positive And Negative Syndrome Scale: PANSS)

その他にもいろんな尺度があります。何を見るのかという目的に応じて選ぶようにしてください。

◉評価のためのその他の視点

評価のためにはそれ以外にもいくつかの視点があります。

患者さんの作成したワークシートも、評価の重要な指標のひとつです。書き込む内容を十分理解できているか、初めの作成時と比べて内容に変化・改善が見られるか、作成することに心理的負担がないか、実際に作成することで認知や行動の変化・改善に役立っているか、などを見ていきます。

入院中の患者さんの場合、看護師であれば**面接以外の場面（日中や夜間の様子）も観察する**ことができますね。睡眠・休息、入浴、食事など、入院中のさまざまな生活場面で、認知行動療法での実施内容が活かされているか、どんな効果が出ているかを観察します。患者さんにホームワークを出している場合は、入院中の生活場面のなかでホームワークの実施状況を観察することも可能です。

さらに、**他職種と話し合って評価することも重要**です。他職種の視点を交えて、認知行動療法開始後に患者さんの変化・改善がなされたかどうかを評価します。たとえば作業療法などを並行して行っている場合、作業療法士の視点から患者さんの変化・改善についての意見を得ることもできます。そのためには日頃から他職種と連携をはかり、話し合いがしやすい土壌をつくっておくことが必要です。

家族から情報を得ることも大切です。患者さん自身が自分の変化・改善を自覚できていなくても、家族から見ると、開始前に比べてずいぶん変わった、よくなったという話が聞かれることはよくあるからです。

第7章

集団認知行動療法の進め方

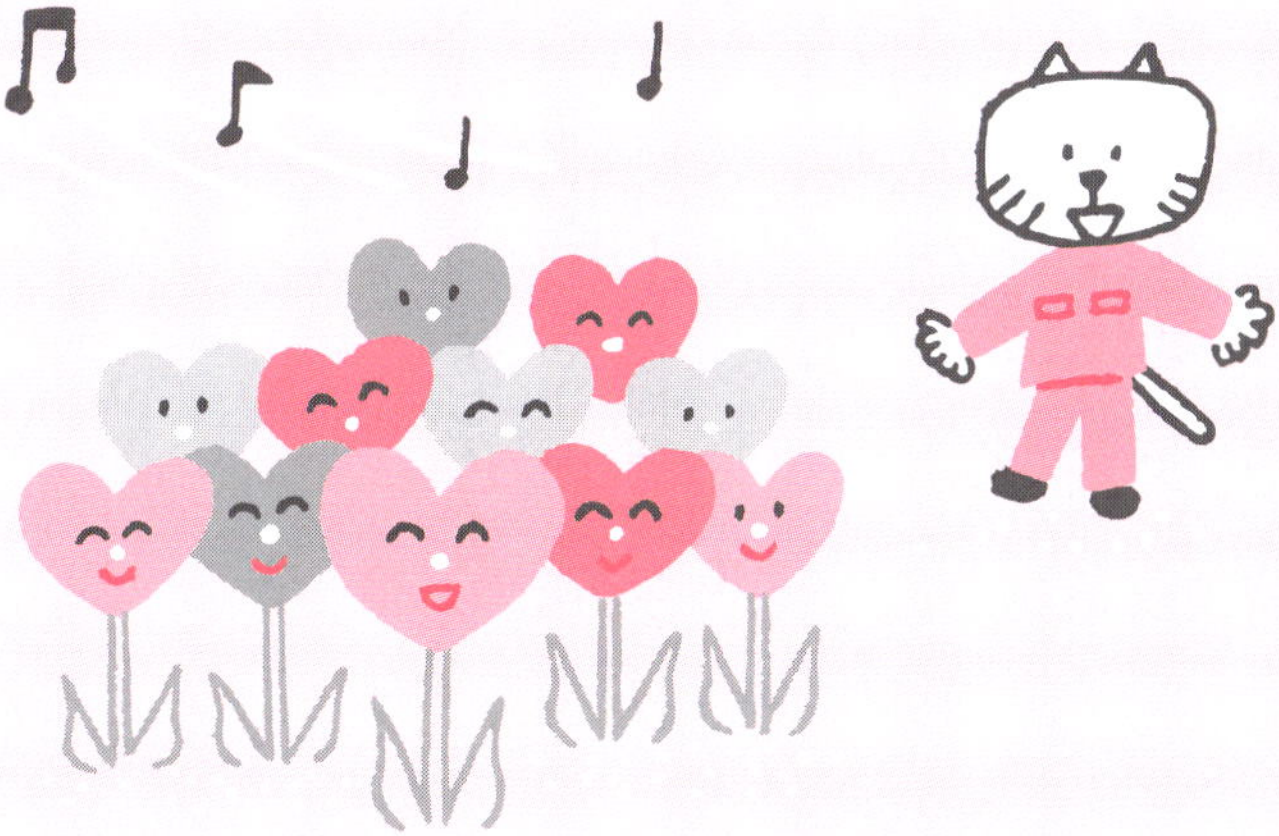

7-1 集団認知行動療法の特徴

◉同じ悩みをかかえた人がスクラムを組む

集団認知行動療法では、参加者とスタッフ一対一の関係だけではなく、**参加者間、そしてスタッフ間をも含めた全体の協同関係の構築**が求められます。同じ悩みをかかえた者同士がチームとなってスクラムを組み、目標に向けて、力を合わせて一緒に取り組む関係です。こうした協同関係によるプラスの作用が、回を追うごとに強くなっていくのが望ましいでしょう。

集団内では参加者およびスタッフ間の相互作用が生じます。その相互作用を活用すると、多くの認知・行動に関する知識・方法が得られ、それがさらなる相互作用の促進にもつながります。しかし、相互関係がうまくとれなかったり、こじれたり、あるいは集団から孤立すると、集団認知行動療法に参加したこと自体がマイナスとなり、認知や行動に関する知識・方法の学習効果も得られにくくなります。場合によっては、患者さんに精神的な負担を強いることになり、回復の遅れや再燃・再発の要因にもなりかねません。

目標に向けて一緒に取り組むうえで大切なのは、客観的なデータや経験など（これを認知行動療

集団認知行動療法における協同関係

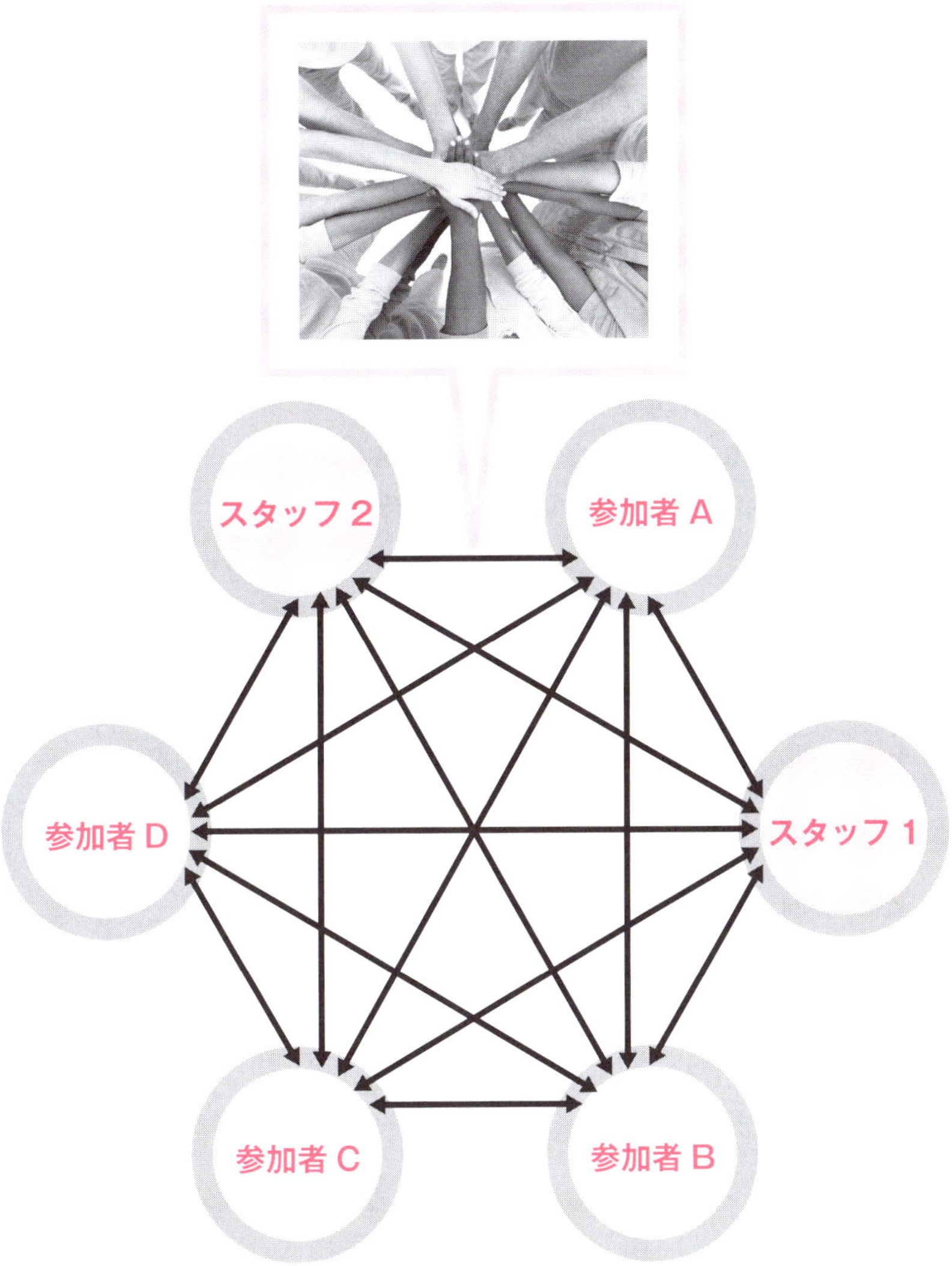

協同関係を築くためのはたらきかけのポイント

① 参加への不安や緊張感をほぐす
② 考えや気分、課題などを共有し、凝集性を高める
③ 参加者間の会話を活発にし、意見交換しやすくする
④ スタッフからの指導・助言は控え、参加者からの発言を求める
⑤ 参加者の発言を否定・批判せず、最大限尊重する
⑥ 個々の参加者の経験を引き出す
⑦ ソクラテス式質問法を活用する
⑧ 公平性を保つ（同程度話せるようにする、など）
⑨ 集団になじめない参加者と個人面接し、対処する
⑩ ルール（個人情報をもらさない、など）を守るよう求める

法では「実証的な視点」と呼んでいます）にもとづいてディスカッションを進めることです。参加者は病気や治療などについてそれぞれにいろいろな経験を積んでいますので、それらを大いに活かしながら、出された認知や行動が妥当かどうかを探っていきます。集団で行う場合の利点は、この**実証的な視点が豊富になる**ことです。つまり個人の場合よりも、認知や行動を見直し検討する作業が容易になるわけです。

◉協同関係を築くためのはたらきかけのポイント

集団認知行動療法を担当するスタッフが集団内で協同関係を築くためには、上の表のように、はたらきかけを工夫する必要があります。

あらかじめ期間、回数、内容、1回のセッションの進め方を決めておくこと（構造化）や、心理教育を行う点は個人でも集団でも同じです。

違いは、集団で行うと、左上の図のように、

集団の作用

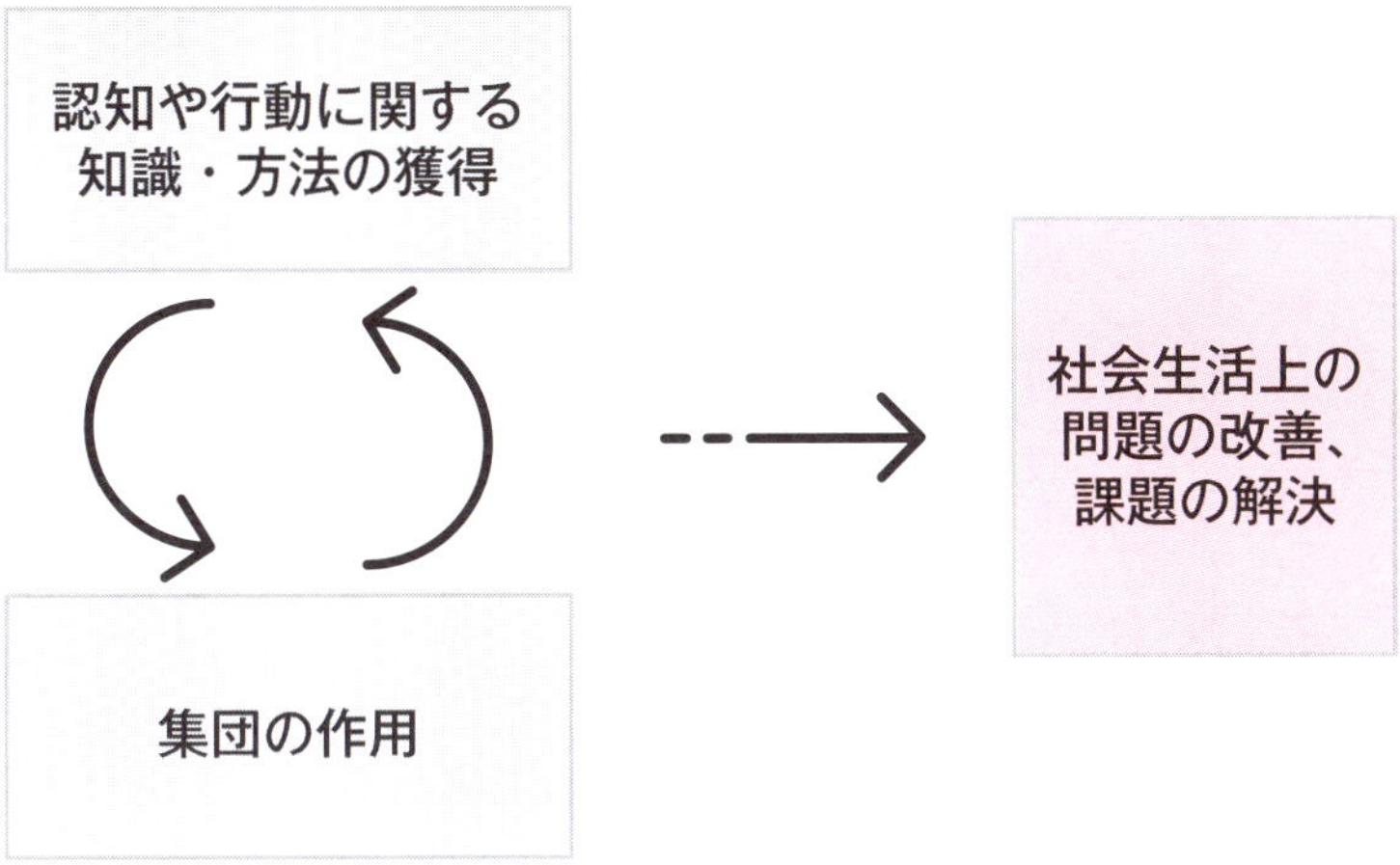

集団の作用を活用できるという大きなメリットが加わる点です。認知や行動に関する知識・方法の獲得が集団の作用によって亢進され、社会生活上の問題の改善、解決につながりやすくなります。

◉集団によるメリット

集団で行うと、具体的にはどのようなメリットがあるのでしょう。

◆孤独感からの解放

入院中に限らず、退院して地域で生活していても孤独感は生じやすいものです。周囲に病気のことをわかってもらおうと努力しても、周囲がそれをなかなか理解できず、発病前と同様の役割を期待されて、孤独感、疎外感を強めるケースもあります。

私が集団認知行動療法で担当していた女性のうつ病患者さんのなかには、初回セッションで、

「自分の病気のことを同居している両親にいくら説明してもわかってもらえず、心のもっていき場がなかった」と、孤独だった状況を話す人がいました。しかし、その方は集団認知行動療法に参加したことで、「自分だけが病気で苦しんでいるわけじゃないことに気づけた」「目の前に自分と同じ病気をもった方がいることを知っただけで、今日ここに来てよかった」など、孤独感が和らいだようでした。

このように、普段から孤独感を感じることの多い患者さんにとっては、集団認知行動療法は孤独感から解放される1つの場になり得ます。同じ病気、あるいは同じような悩みをもつ人と出会うことそのものが、人を癒す効果をもつようです。

◆経験にもとづくアドバイスが得られる

集団認知行動療法では、自分と似たような経験をもつ人から、悩んでいること、困っていることなどに対して、経験にもとづくアドバイスや意見をたくさんもらうことができます。

これまでの私の経験上、また終了後の患者さんへのインタビュー結果からも、他の参加者からのアドバイスや意見が非常に役立ったという声がたくさん聞かれました。「同じ病気の人が言ってくれることだから安心して聞ける」「自分の考え以外のいろんな考え方があることに気づいた」「困っていたことに対して参加者からアドバイスをもらい、試してみたらうまくいった」などです。

それについては、スタッフである私のほうが驚かされた経験がたくさんあります。私にはとても思いつかないバラエティにとんだ考え方や対処法がよく出されるからです。

とても興味深いのは、体調がすぐれず集団認知行動療法に通ってくるのがやっとという人でも、

集団認知行動療法におけるメリット

①孤独感からの解放

②共通の経験を分かち合い安心できる

③経験にもとづくアドバイス・意見が得られる

④認知・行動のレパートリーが広がる

⑤自己洞察が深まる

⑥自尊心が回復する

⑦参加への動機づけが向上しやすい

他の参加者にはポジティブな意見が言えたり、完全主義的な人なのにユーモアを交えた考えを表現できたりすることです。

患者さんのもっているものが、集団認知行動療法の場においては貴重な財産といえます。病気を経験した人ゆえのアドバイスや意見は、それぞれの参加者にひときわ実効性、現実性をもって響くようです。ですから集団認知行動療法のスタッフには、その貴重な財産をできるだけ患者さんから引き出すという重要な役割があるのです。

ただし、出された経験のすべてが参加者にとってよいものとは限りません。なかにはお勧めできないものもあります。たとえば「薬は自分で調整してもよい」とか、「認知行動療法よりもマッサージのほうが効果がある」など、治療継続に直接かかわるような発言です。そのような内容が出されたとき、私は参加者間でその方法がよいかどうかや、メリット・デメリットを検討してもらうようにしています。スタッフが一方的に否定することはせず、**どんな意見であっても患者さんたちにその方法がよいかどうかを話し合ってもらうことが大切**だと思います。

◆自己洞察が深まる

親子関係（娘、あるいは母親）で悩んでいる人たちのグループを担当したことがあります。そのなかで、娘との関係で悩んでいたある参加者が、母親との関係で苦労していた他の参加者の発言を聞き、「まさに自分の娘もあなたと同じ心情ではないかと思った。自分がよかれと思ってしたことが、娘にとってはそうではなかったことに気づいた。これからは何も言わずに娘を見守るようにしようと思う」と感想を述べていました。これは、参加者の発言から自分の娘への接し方を振り返り、行動の変化につなげることができたケースです。

自分自身を振り返ることは、自分1人でも、また一対一の認知行動療法でももちろん可能ですが、集団では他者の言動を客観的に見ることができるため、自分だけでは気づきにくい自己の傾向により気づきやすくなります。患者さんは、他の参加者の言動から自分の考え方、行動の仕方、周囲との人間関係などを見つめ直すことで、認知・行動の変化につながる発見をたくさんしていきます。

一方、患者さんのなかにはこのように自己洞察が深まることでつらくなる方もいます。自分の考え方が人と比べて偏っていると思ったり、自分の問題に関連することを話すと苦しくなるというケースです。そういう場合は自分の問題ばかりを考えずに少し距離をとるように勧め、今できる範囲の洞察にとどめるようアドバイスしたり、個別に対応することも必要になるかもしれません。あるいは逆に、本人が話せる状況で、皆で共有したほうがよいものであれば、つらさや苦しさについて表現してもらうこともあります。

◆自尊心が回復する

患者さんが現在できていること、やれていることを実感できるように、周囲からフィードバックすることが大切です。

そのフィードバックを、スタッフからだけでなく、参加者からも多く得られるのが集団認知行動療法のメリットです。それぞれの患者さんの言動に対して、まずはよい点、できている点に注目してフィードバックします。よくない点、できなかった点はあまり取り上げないか、取り上げるにしても伝え方を工夫します。「○○についてはもう少し△△のようにすると、もっとよくなりますね」のように前向きに改善できるように伝えます。

参加者にも、相手のよい点をみつけて積極的にほめるよう意図的に伝えます。フィードバックのなかには、「Aさんのお話はとてもよかったです」のような具体的でない発言もありますので、そういうときには何がよかったのかを示してもらい、リーダーは、「今、Bさんがおっしゃったように、Aさんのお話の△△のところがよかったですね」のように、フィードバックした参加者の発言も認めつつ、補足して言い直すとよいでしょう。

◆動機づけが向上しやすい

参加している患者さんには、「この治療以外にもう選択肢がないから」「医師に勧められたから」のような消極的な動機しかもたない人もいます。しかし、動機づけが強い人が多い場合はそこからプラスの影響を受けますし、元気になっていく他の参加者を目の当たりにして、動機づけが高まる人もいます。このように集団には、動機づけを高める作用があります。

それでも動機づけが向上しない患者さんの場合は、集団に溶け込めず、認知・行動に関する学習効果が上がらなくなるだけでなく、他の参加者に悪影響を与えることがあります。やる気の見られない態度によって、他の参加者が不愉快な思いをするなど、集団の雰囲気がマイナス方向に転じ、学習効果が全体的に下がることもあります。そうした場合は、その患者さんに個別に対応し、動機づけの確認や集団内での言動に対する考え、集団認知行動療法への参加継続の意思の確認を行う必要があります。

まずは患者さんに開始前にきちんと参加の動機を確認し、集団認知行動療法の目的、方法、効果などをきちんと説明し、理解してもらうことが大切なようです。

7-2 集団における認知・行動へのアプローチ

認知・行動へのアプローチにはいろいろな種類がありますが、集団に対する場合でも特別な違いはありません。どの方法を採用し、組み合わせるかは目的や対象、スタッフの力量などによって異なってきます。

認知再構成法と問題解決法を例に、集団で実施する際のポイントを説明します。

◉〈認知〉へのアプローチとして認知再構成法を行う場合

認知再構成法を行う場合、私は集団の作用を活かすことをねらって次のような方法をとることが多いです。

まずテキストでひととおり認知再構成法について学んでもらったあと、参加者が個別に自動思考記録表を作成し、そのなかの1～2名の、共有できそうなケースを取り上げ、皆でディスカッションしながら自動思考記録表を作成していくという方法です。特に自動思考をはね返す考え（反証）の部分については他の参加者からブレインストーミングの要領でさまざまな考え方をたくさん挙げてもらうようにします。そうすると、本人の考え方の幅が広がりやすくなります。

認知再構成法の手順に従い、場面を提示する参加者から話を聞きながら、全員で見ることのできるホワイトボードなどを用いて、順次書き込んでいきます。途中、状況、そのときの気分、自動思考などについて、他の参加者にも同じような経験があるか、自分だったら同じ場面でどう考えるかなど、皆でひとつの事柄に取り組むようにします。

ここでも自動思考をはね返す考え（反証）については、提示している本人にソクラテス式質問法で問うだけでなく、他の参加者だったら同じ場面でどう考えるか、どう考えたら楽になるか、といったことを質問し、多くの考え方を出してもらいます。そのように進めて、最後に、提示した本人に気分がどう変わったか、それはどのように考え方が変化したからか、集団内でのディスカッションのなかで何が参考になったか、どんなことが今後取り入れられそうか、などを聞いていきます。他の参加者からもディスカッションしたことで気づいた点、特に考え方や気分の変化、他者の発言で何が参考になったかなどを話してもらうようにします。

◉〈行動〉へのアプローチとして問題解決法を行う場合

問題解決法を行う場合に、私がよくとるのは、個人ワークとしてまず各メンバーにシートを作成してもらい、それをもとにグループディスカッションを行う方法です。1人の参加者に発表してもらいながら、ホワイトボード上のツールに書き込み、他の参加者にも同じような問題をかかえているかどうかをたずねていきます。

問題解決策リストの「ブレインストーミング」やアクションプランの「心配を乗り越える方法」は自分1人で出していくのが難しいため、他の参加者にもどんなアイディアがあるかを積極的にたずね、出してもらいます。スタッフがあえて極端で実行が難しそうな解決策を挙げ、そのメリットとデメリットを皆で検討することもあります。どんな解決策にもメリットがあると気づけることは、考え方の柔軟性を養うのに有効だからです。

集団認知行動療法でも構造化が大事

集団認知行動療法においても、あらかじめセッションの回数、内容、時間配分などを設定しておく「構造化」が重要であることには変わりがありません。

全何回で、各回は何を行うのかを示した構造化の例が左の図です。これは私が行っている「女性のための集団認知行動療法」での構造化例です。第1回から第4回までは「認知」、第5回から第7回までは「行動」に焦点を当てて学習することになっています。

各回のセッションの内容、時間配分もあらかじめ設定しておきます。「導入」でその日の目標、内容、ホームワークを確認するために10分、次にテキストを用いた「講義」で30分、それをもとにワークシートを使用した「個人ワーク」で20分、個人ワークの内容をもとにした「グループディスカッション」で25分、最後にその日の学習内容の確認と次回までのホームワークを提示する「まとめ」で5分というように、全体を配分しています。

構造化は、集団認知行動療法を開始する前に

プレミーティング（15分）…スタッフのみ

導入（10分）	状態のチェック、目標と内容確認、ホームワーク確認
講義（30分）	テキストを用いた学習
個人ワーク（20分）	ワークシートによる個人作業
グループワーク（25分）	個人ワークにもとづくグループディスカッション
まとめ（5分）	その日の学習内容の確認 ホームワークの提示

アフターミーティング（15分）…スタッフのみ

行っておき、基本的にこれに従ってセッションを進めていきます。けれども対象に応じて進行を遅くしたり、内容を修正して行うこともあります。

何を目的に集団認知行動療法を行うのか、対象は誰なのか、どんなスタッフで行うのかなどによって、どのように構造化したらよいかは変わってきます。

集団認知行動療法における構造化例

介入の焦点	セッション	内容
――――	プレセッション	状況・認知・気分・行動・身体のつながり
認知	第1回	うつの女性の考え方の特徴
	第2回	気分を確かめ、自動思考を見つめる方法
	第3回	バランスのとれた考え方を導き出す方法（1）
	第4回	バランスのとれた考え方を導き出す方法（2）
行動	第5回	問題解決能力を高める方法
	第6回	コミュニケーションの特徴とチェック
	第7回	アサーションの方法

アサーティブなコミュニケーションを練習する

アサーションとは

入院あるいは外来に通っている患者さんが、周囲の人との対人関係で、いろんな問題・課題をかかえていることは想像に難くないでしょう。「断りたくても断れない」といったように、自分の考えや気持ちをうまく伝えることができなかったり、逆に、「つい攻撃的に言ってしまう」などの態度によって人間関係がギクシャクしてしまうなど……。

そこで、私が実践している集団認知行動療法では、患者さんがコミュニケーションの一技法としてアサーション、すなわち〝適切な自己表現〟について学び、それまでの対人関係の修復・改善をはかり、新たな人間関係の構築に役立てられるようにしています。

アサーションは米国で生まれた概念で、１９７０年代の人種差別撤廃運動、女性解放運動を契機として発展したものです。日本には１９８０年代に紹介され、今では就職や転職の際のキャリア・カウンセリングや、企業・医療・教育現場などでも活用されています。

アサーションとは、相手に自分の思っていること、感じていることを適切に伝えると同時に、相手の思っていること、感じていることもきちんと受け止めるコミュニケーションのあり方です。つまり、自分も相手も大切にする自己表現方法なのです。そこで、自分が相手に伝えることを学ぶのに並行して、相手が伝えたいことをどう聞くかという視点からトレーニングしていきます。

学習の仕方ですが、私はまずアサーションの概念を説明するよりも、患者さん自身にこれまでのコミュニケーションを振り返る作業を行ってもらうようにしています。そのために「コミュニケーションチェック表」を用います。それは49頁に紹介した『さあ！はじめよう うつ病の集団認知行動療法』に載っていますので、参照してください。

負担やストレスを感じたコミュニケーションを振り返りつつこの表に記入していくと、自分がどんな応答をしているのか、そしてその間、どんなことを考えたり感じたりしているかに気づくことができます。また、そのとき相手が自分に期待していたことも想像し、両者の間にギャップがあったかどうかも検討できます。

私の経験では、うつ病の患者さんは人とのコミュニケーションに負担を感じていることが多いのですが、その理由は、自分の言いたいことがうまく言えなかったり、言いたいことを我慢したりするためです。そうした人へこのアサーションを紹介すると、学びへの動機づけが高まるようです。

自己表現の3つのパターン

自己表現には、非主張的（ノンアサーティブ）、攻撃的（アグレッシブ）、アサーティブの3種類があります。次頁の図のような例を使って説明すると違いがわかりやすいでしょう。前述のコミュニケーションチェック表からわかった、自分のコミュニケーションの傾向と照らし合わせながら進めると、より理解が深まります。

アサーティブな自己表現とは

アサーションは、自分も相手も大切にした自己表現のあり方です。自分の気持ちや考えを、正直に、率直に、その場に合った方法で表現し、相手にも同じように表現することを奨励します。

自己表現の３つのパターン

最近、昼間用事が多く、疲れもたまっていたので、今日はいつもより早めに寝ようと準備していました。すると夫が帰ってきて、これから仕事のことで話をしたいと言ってきました。どうやら少し長くなりそうです。

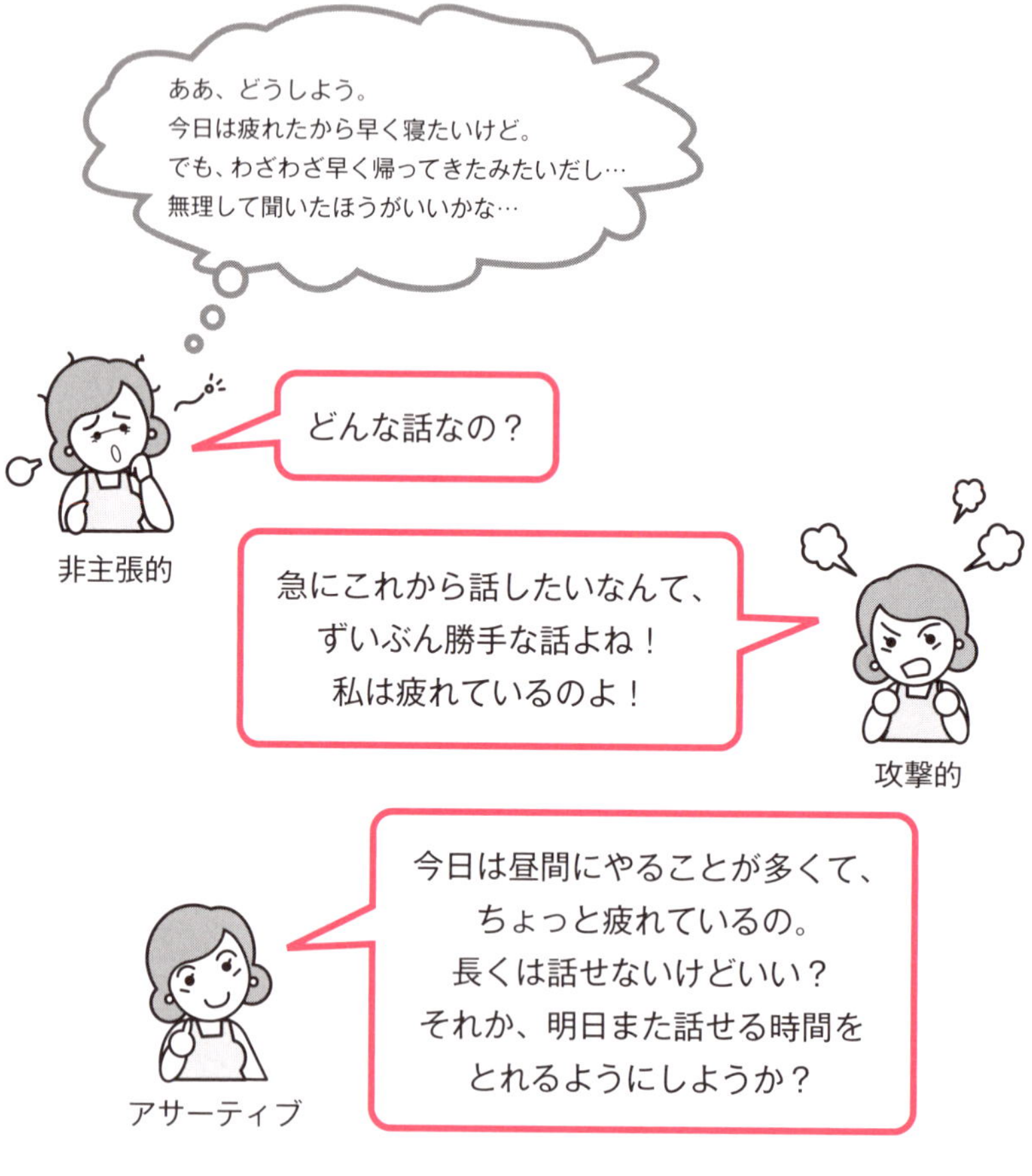
ああ、どうしよう。
今日は疲れたから早く寝たいけど。
でも、わざわざ早く帰ってきたみたいだし…
無理して聞いたほうがいいかな…
どんな話なの？
非主張的
急にこれから話したいなんて、
ずいぶん勝手な話よね！
私は疲れているのよ！
攻撃的
今日は昼間にやることが多くて、
ちょっと疲れているの。
長くは話せないけどいい？
それか、明日また話せる時間を
とれるようにしようか？
アサーティブ

アサーションの基本的な考え方

- 尊重され、大切にされる権利
- 自分の行動を決め、それを表現し、その結果について責任をもつ権利
- 過ちに責任をもつ権利
- 支払いに見合ったものを得る権利
- 自己主張しない権利

平木典子『自己カウンセリングとアサーションのすすめ』金子書房、2000年より引用

日本人は傾向として、アサーションが得意ではなく、どちらかというと非主張的な自己表現をする人が多いように思います。ここで大切な点は、「いついかなるときもアサーションしなければならない」というわけではないということです。「今はアサーションしたい」「この人にはアサーションしたほうがよい」というときに使うことができればよいのです。患者さんにもこの点を説明すると少し安心するようです。

アサーションを支える考え方

基本的に私たちは皆、尊重され、大切にされる存在です。私が実施している集団認知行動療法に参加する女性のうつ病患者さんのなかには、自分よりも家族のことを優先し、自分の希望はあと回しにしたり、やりたいことができなくても我慢しているという人がいます。そういう方がこの話を聞くと、自分のこともう少し大切にしていいのだと思えるようです。

上の表に、アサーションの基本的な考え方を紹介しました。私たちは自分で自分の行動を決め、それを自分な

アサーションのコツ：言語的表現の仕方

見《み》たこと・感《かん》じたこと・提《てい》案・可否《いな》

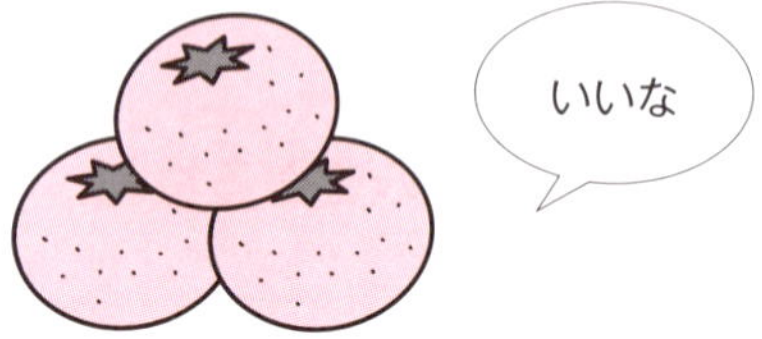

「今日は昼間にやることが多くて（見たこと）、ちょっと疲れているの（感じたこと）。長くは話せないけどいい？（提案） それか、明日また話せる時間をとれるようにしようか？（可否）」

りに表現し、そこで生じた結果について責任をもちます。つまり、どのような表現を選ぶかを決める権利があり、そして、その結果起きたことに対して責任をもつ権利も認められているということです。最後の「自己主張しない権利」も、自己主張しないことを選択していることになり、同じ意味を含んでいます。

アサーティブな表現方法の工夫

　表現には、言語的（バーバルな）方法と非言語的（ノンバーバルな）方法がありますが、アサーティブな表現をするためにはその両面で工夫することが大切です。

　まず言語的な表現としては、上の表のように、見たこと、感じたこと、提案、再提案の順に文章を組み立てて話すと、アサーションしやすくなります。これは、その順番を「みかんていいな」という標題で覚えやすいよう工夫したものです。このコツを使ってアサーションの練習をします。

しかし、すべてをこの順番で話そうとすると堅苦しくなる可能性があります。親しい間柄で、普段から自分のことをよくわかっている相手に対しては「提案」だけを話せばよいのかもしれません。逆に、お互いのことをよく知らない間柄の場合には、「みかんていいな」の順番で伝えたほうがよいのかもしれません。相手との関係性に応じて使い分けるとよいでしょう。

次に非言語的な表現ですが、これには視線、表情、姿勢、人との距離、服装なども含まれます。非言語的な情報のほうが、言語的情報よりもはるかに相手に強い印象を与えるといわれています。

ロールプレイでアサーションを練習する

このように言語的、非言語的な表現方法を学んだら、場面を設定したうえで患者さんとロールプレイしてみるとよいでしょう。患者さんに非主張的、攻撃的、アサーションの順でそれぞれ演じてもらい、その後、3つの自己表現をやってみてどうであったか感想を言ってもらいます。どんなことが伝えやすく、どんなことが難しかったか、自分は通常どの表現に最も近いか、今度どう改善するとよいかなどを話してもらい、聞き役からはよかったところ、うまくできたことをフィードバックしてもらいます。

集団認知行動療法の場合は、あらかじめ参加者の状況に応じて簡単な事例を提示し、ペアをつくって、その事例に沿ってロールプレイするという方法もあります。同じアサーションをするにしても、いろいろな表現方法がありますから、それを皆で意見交換するのもよいでしょう。

どうやって自分自身のスキルを磨けばよいか

最後に、認知行動療法を行うに際して、看護師自身がどのように知識・技法を学び、研鑽を積めばよいのかを紹介します。皆さんにとっては非常に興味のあるところだと思います。

認知行動療法の考え方や技法を、書籍やＤＶＤ・ビデオ、インターネットなどを使って自分で学習したり、学会や研修会等に積極的に参加し学ぶことは必須といえます。特に昨今、学会などで行われているワークショップでは、職種を問わず、基本的な考え方や技法を学ぶことができますので参加するとよいでしょう。

私がお勧めする研鑽の方法は、学んだ考え方や技法を、まず自分自身に対して使ってみることです。普段自分が感じるストレスや悩みごとなどに対して、「生活体験の５つの領域と関連図」や「自動思考記録表」「問題解決策リスト」「アクションプラン」などを用いて実際に問題解決に取り組み、認知行動療法の考え方や技法によって自分の認知、行動、気分などがどう変わるかを確かめてみるのです。まず自分が、自身にとってのよい認知行動療法家になるように努めましょう。

私もストレスがかかったときに、よく認知行動療法の技法を試しています。そうしたなかでいろいろな気づきがあり、それが患者さんに実施する際に大いに活きています。「これは使える技法だな」と感じたり、逆に「この方法は難しいな。患者さんにとってもそうかもしれない」のように技法についての気づきもあります。自分と患者さんとでは当然条件が異なりますので、自分の感覚のみで患者さんへの効果のあるなしを判断することはできませんが、効果がないかもしれないと感じた自分の感覚はひとつの指針となり得ます。そうした感覚があることで、効果を出すための工夫ができたり、問題を回避するための事前対処もできるからです。

また同時に、自分の考え方や行動の傾向、性格など、自分自身の傾向についての気づきも得ることができます。自分自身をより理解することは、看護師としてどのような実践をしていくうえでも不可欠なことです。

次に、仲間づくりをすることも重要なポイントです。職場のなかで、同じように認知行動療法を勉強したり、認知行動療法に理解がある協力的なスタッフがいたら、一緒に勉強会などをするとよいでしょう。そういう仲間づくりをしてお互いに支え合うことで、モチベーションが維持できます。

今のところ日本においては、認知行動療法を実践するうえで、「トレーニング期間〇年が必要」などの縛りはありません。看護師だけではなく、他職種においても、独自にトレーニングを積みながら、そろそろ大丈夫かな、といった感覚的な判断で開始したり、職場の事情（たとえば患者さんから要望が多いなど）により十分トレーニングを受けていなくてもはじめざるを得ない場合もあると思います。それでもなんとかやっている、というのが実情かもしれません。

そうした場合でも基礎的な知識と技法はいろいろな手段を用いて学び、磨いておくように心がけたいものです。

継続し、効果を上げていくためにできること

試行錯誤し、なんとかはじめることができると、「よかった！」とひと安心する気持ちになります。しかし同時に、「本当にこの方法でよいのだろうか」「今後うまく続けていけるだろうか」「患者さんに効果はあるのだろうか」と、新たに不安や心配がわいてくるものです。職場や周囲で自分以外に認知行動療法を実践している人、知識をもった人がおらず、相談ができない環境にいると孤独感を感じたりもします。

そこで、そのような不安や心配、孤独感を少しでも和らげ、きちんと認知行動療法を継続し効果を上げていくためにどうしたらよいか、いくつかの対策を紹介します。

患者さんの変化を観察する

まず、実践に対する患者さんの効果を、常に観察するようにします。認知行動療法の開始から、アセスメントや目標・方法の共有、認知・行動へのアプローチ、ホームワーク、そして終了に至る全プロセスにおいて、動機づけの程度、症状の改善の程度、セルフケアを含む社会生活機能の向上の程度などを、多角的に見て判断するようにします。

認知行動療法実施中は患者さんに、「認知行動療法をはじめたことで、何か自分自身で変化したと思うことはありますか？」「認知再構成法をやってみて、気分は改善しましたか？」「立てたアクションプランを実行することはできましたか？」など、効果に関連する質問をし、その返答と同時に表情や態度も見て確かめます。質問からだけでなく、作業をしたり、テキストを読んだり、開始

前後の挨拶や何気ない会話からも変化やその日の状態を察知、観察することが大切です。

他にも評価尺度や患者さんが作成したワークシート、他の看護スタッフや他職種、家族の情報からも、実施している認知行動療法が患者さんにとって有用かどうかをアセスメントします。その結果、患者さんの反応がよく、症状や生活機能などの改善がみられているならそのまま継続し、逆に反応が乏しく、症状や生活機能の低下がみられる場合は、実践を見直し修正するか、患者さんの状態によっては中止することも必要です。

マイナスの反応がみられる背景には、薬物療法の変更やライフイベントの存在など、認知行動療法によらないものもあるため、主治医や他職種と連携をはかりながら判断していくとよいでしょう。

毎回の自分の実践を振り返る

また、看護師自身が日々行えるのは、毎回の認知行動療法の実践を振り返ることです。これは認知行動療法に限らず、あらゆる看護実践のあとには振り返りが大事ですが、特に開始したばかりの経験の浅い時期には意識的に行ったほうがよいと思います。アセスメントや認知・行動へのアプローチ、患者さんとの協同関係、構造化、ソクラテス式質問法を含めたコミュニケーションスキルを、患者さんの言動や表情、態度などから振り返るのです。

客観的に自分を振り返ることができるように、実習のときのような記録用紙を準備したり、プロセスレコードを用いたりするのもよいでしょう。だんだん慣れてくると、こうした媒体がなくても自分の頭のなかで振り返ることが可能になりますが、できれば初めは意識して何かに記録していったほうがよいでしょう。また、面接を録音してその記録から検討することも可能です（録音する場合は患者さんに文書による許可をいただく必要があります）。それを聞くと、自分の声のトーンや話し方の詳細な部分、間のとり方など、記憶をたどるだけよりもはるかに多くの情報が得られるため、コミュニケーションの振り返りとスキルの向上に役立ちます。

仲間をつくる

もし職場のなかに、あるいは周囲に、認知行動療法の経験があり、スーパーバイズしてもらえる専門家がいたら、積極的にコンタクトをとり、自分の実践について相談し、アドバイスをもらうとよいと思います。実践の振り返りができたり、不安や心配が和らいだり、孤独感から解放されるかもしれません。新たな知識や方法に触れれば、より実践力と知識の蓄積が可能になるでしょう。

また、同じように認知行動療法を実践している看護師、他職種と連携し、相互研鑽することも大切です。私は、２００９年2月から2年間、２か月に1回のペースで「看護に活かす認知行動療法勉強会」と題して、小グループの勉強会を行ってきました。認知行動療法をすでに何年か実践している方から開始して間もない方まで、認知行動療法に興味をもつ看護師たちが集まって、実践内容とその成果だけでなく、実践上で困っていること、疑問に思うこと、また認知行動療法に関する新しい情報などを自由に出し合い、意見交換をしてきました。

この勉強会は、各参加者が主体的に参加できるようにするために、１人が講義したり発表するという形式ではなく、各自が話題をもち寄る形にし、初めに話題の順番や時間配分を決めて構造化してから進めていました。そうすることで、それぞれの実践上での困りごとや疑問に皆で対応することができ、いろんな視点からの意見を得ることが可能になりました。勉強会では、それぞれの困りごとに回答を出すことを重視するよりも、それを共有し一緒に考えていくプロセスを重視するほうが、その本人と、他の参加者全員にとって得るものが大きいようです。このような勉強会の輪を広げながら、自分の周囲の看護師仲間と相互研鑽していけるとよいでしょう。

なお、この勉強会は２０１１年７月に「看護のための認知行動療法研究会」に発展しました。詳しくは http://www.cbtns.com/をご覧ください。

学会で発表する

さらには、学会などで成果を発表し、意見交換をすることも大切です。認知行動療法関連の学会、また看護系の学会においては、まだまだ看護師による認知行動療法の成果発表は少ないのが現状です。学会での発表は、成果の報告が主な目的ですが、認知行動療法での実践内容について意見交換したり共有したりする場としても有用です。発表することで、関連したテーマで実践・研究している看護師から注目され、その後一緒に研究したり情報交換するようになれば、人脈も広がります。ぜひ、認知行動療法の成果を学会等で発表されることを期待したいと思います。

いっしょにがんばりましょう

とうとう本の終わりに近づいてきました。ここまで読まれた読者の皆さんはどのような感想をおもちでしょうか。

この本を書くことは、私自身の実践を振り返ることでもありました。

私がこれまで認知行動療法の実践を続けることができたのも、多くの患者さんが課題に取り組み、症状が軽減したり、認知や行動に変化や改善がみられるなど、何かしらの効果や満足を得ているのを自分の目で見てきたからです。

もちろんセッションを進めていくなかでは、いろんな困難に出合うこともありました。途中で来なくなってしまう人がいたり、メンバーとの関係で悩む人が出たりなどです。個別でのきちんとした対応が要求される場面では、大変だと感じることもあります。しかしそんな苦労も、認知行動療法で多くの患者さんが回復していく姿を見れば、一気に吹き飛んでしまいます。私自身は、この実践に携わるようになってから、つくづく〝看護師冥利に尽きる〟と感じています。

最後になりましたが、斬新なアイディアにより本書の編集を担当してくださった石川誠子さん、それから美しく素敵なレイアウトに仕上げてくださったムーブの新田由起子さんと徳永裕美さんに心から感謝申し上げます。

認知行動療法を実践し、自分の看護に手応えを感じる喜びを、1人でも多くの看護師の皆さんに感じてほしいと願っています。

岡田佳詠

索引

◉著者紹介

岡田佳詠
（おかだ・よしえ）


藤田保健衛生大学衛生学部衛生看護学科卒業。

筑波大学大学院修士課程教育研究科カウンセリング専攻修了。

2007年聖路加看護大学大学院博士後期課程修了。看護学博士。

精神科病院で看護師として勤務したのち、聖路加看護大学講師、淑徳大学看護学部精神看護学准教授を経て、現在、筑波大学大学院人間総合科学研究科准教授。

2006年4月に女性のうつ病患者を対象とした集団認知行動療法を開始し、現在に至る。

「私自身、患者さんの話に毎回驚きや感動を覚え、患者さんから多くのことを学ばせていただいています。この仕事はやめられないな、とつくづく思う今日この頃です」

進め方と方法がはっきりわかる
看護のための認知行動療法

発　行　2011年11月30日　第1版第1刷©
　　　　2024年5月1日　第1版第2刷

編　集　岡田佳詠《おかだよしえ》

発行者　株式会社　医学書院
　　　　代表取締役　金原　俊
　　　　〒113-8719　東京都文京区本郷1-28-23
　　　　電話　03-3817-5600(社内案内)

印刷・製本　アイワード

ISBN978-4-260-01482-3